Best of Pflege

Mit „Best of Pflege" zeichnet Springer die besten Masterarbeiten und Dissertationen aus dem Bereich Pflege aus. Inhalte aus den etablierten Bereichen der Pflegewissenschaft, Pflegepädagogik, Pflegemanagement oder aus neuen Studienfeldern wie Health Care oder Ambient Assisted Living finden hier eine geeignete Plattform. Die mit Bestnote ausgezeichneten Arbeiten wurden durch Gutachter empfohlen und behandeln aktuelle Themen rund um den Bereich Pflege. Die Reihe wendet sich an Praktiker und Wissenschaftler gleichermaßen und soll insbesondere auch Nachwuchswissenschaftlern Orientierung geben.

Weitere Bände in der Reihe http://www.springer.com/series/13848

Benjamin Schuh

Die Statuspassage deutscher Altenpflege-fachkräfte in Luxemburg

Im Spannungsfeld von fachlicher Degradierung und lukrativer Vergütung

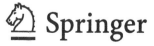 Springer

Benjamin Schuh
Trier, Deutschland

ISSN 2569-8605   ISSN 2569-8621   (electronic)
Best of Pflege
ISBN 978-3-658-24735-5   ISBN 978-3-658-24736-2   (eBook)
https://doi.org/10.1007/978-3-658-24736-2

Die Deutsche Nationalbibliothek verzeichnet diese Publikation in der Deutschen National-
bibliografie; detaillierte bibliografische Daten sind im Internet über http://dnb.d-nb.de abrufbar.

Springer ist ein Imprint der eingetragenen Gesellschaft Springer Fachmedien Wiesbaden GmbH
und ist ein Teil von Springer Nature
Die Anschrift der Gesellschaft ist: Abraham-Lincoln-Str. 46, 65189 Wiesbaden, Germany

Geleitwort

Die Statuspassage deutscher Altenpflegefachkräfte in Luxemburg

Hintergrund der Arbeit ist die Tatsache, dass in der Grenzregion von Rheinland-Pfalz und dem Saarland zu Luxemburg zahlreiche examinierte (Alten)-Pflegefachkräfte pendeln und in luxemburgischen Pflegeheimen tätig sind. *Ein* Grund dafür ist der erhebliche Gehaltsunterschied. Er führt dazu, dass Pflegende in Luxemburg deutlich besser verdienen und Unterschiede in der Bezahlung bis zu einer Maximaldifferenz von über 60% (netto) vorhanden sind. Hinzu kommen erheblich höhere Zuschläge, z.b. für Überstunden und Sonntagsarbeit. Allerdings wird das deutsche Altenpflegeexamen in Luxemburg nicht vollwertig anerkannt, so dass sich die entsprechenden Personen als Pflegehilfskräfte (*Aide Soignant*) und nicht als Pflegefachkräfte (*Infirmier*) auf dem Arbeitsmarkt behaupten müssen. Einerseits gibt es also einen deutlichen Einkommenszuwachs, andererseits ist damit eine geringer qualifizierte Tätigkeit und damit weniger Entscheidungs- und Kompetenzspielraum verbunden. Dieses Dilemma steht im Zentrum der qualitativen Studie von Herrn Schuh. Er hat die Fragestellung aufgeworfen, wie deutsche Altenpflege*fach*kräfte ihre Tätigkeit als Altenpflege*hilfs*kräfte wahrnehmen und wie sie damit umgehen. Auf vier Aspekte wird fokussiert, nämlich Motivation, Bezahlung, Coping und Zufriedenheit. Vier Hypothesen werden dazu entwickelt, bei denen die Ambivalenz der Gesamtsituation in den Vordergrund gerückt wird. Die Arbeit gliedert sich in acht Kapitel. Die ersten drei Themenfelder skizzieren die Forschungsfragen (inklusive der Hypothesen), informieren über die (stationäre) Altenpflege in Deutschland (vorwiegend in der Saar-Lor-Lux-Region) und gehen auf Herausforderungen für deutsche Berufspendler ein, z.B. die Sprache oder die Belastung durch das Pendeln. Beim theoretischen Hintergrund in Kapitel 4 wird auch das soziologische Konzept der Statuspassage rekurriert, auch auf psychologische Aspekte verwiesen, insbesondere Theorien zur Arbeitsmotivation und Coping-Strategien. Die methodische Darlegung (Kapitel 5) beschreibt die Datenerhebung anhand des problemzentriertem Interview nach Witzel (unter Einbezug neuerer Literatur). Die Datenauswertung erfolgt nach Mayring's qualitativer Inhaltsanalyse, wobei der Schwerpunkt auf dem inhaltlich-strukturierenden Part gelegt wurde. Die Ergebnisse (Kapitel 6) verweisen auf differentielle Befunde. Eindrücklich wird gezeigt, dass finanzielle Anreize nur eine Seite der Medaille darstellen. Im Kern geht es eine bessere Work-Life-Balance, vor allem im Hinblick auf die Arbeitsbelastung/Arbeitsmotivation. Von zentraler Bedeutung sind die Arbeitsbedingungen (vor allem die Zusammenarbeit und Interaktion in den Teams), die als förderlich und wertschätzend wahrgenommen werden. Ebenfalls von den Bewohnern wird ein entsprechendes Feedback erwartet. Trotz allem aber lassen sich Gedanken an den Berufsausstieg nicht ganz vermeiden. Das hängt u.a. auch damit zusammen, dass die Möglichkeiten für eine berufliche Weiterentwicklung begrenzt sind. Die vier Interviewpartner sind überwiegend bereits mehrere Jahre in Luxemburg tätig, vergleichen ihre Arbeits- und Aufgabenspektrum auch mit der Situation in Deutschland, die als wesentlich „härter" erlebt wurde (vor allem bezogen auf die Personalsituation). In der Konsequenz wird die fachliche „Degradierung" in Luxemburg als ambivalent wahrgenommen. Einerseits wird Ärger über die immer neu zu verhandelnden Kompetenzprofile formuliert, andererseits das „Nein-Sagen-Können" als entlastend eingeschätzt. Wichtig ist der Befund, dass deutsche Altenpflegefachkräfte ihre Statuspassage nicht statisch und fixiert erleben, sondern als dynamisches Geschehen wahrnehmen. Die Empfehlungen und der Ausblick des Autors in Kapitel 8 diskutieren Perspektiven für die deutsche Altenhilfe, insbesondere im Umgang mit dem Personalnotstand.

Mit dieser vorzüglichen Arbeit werden neue Erkenntnisse zu einem speziellen Bereich der Altenpflegeforschung vorgelegt. Vor allem ist interessant, welche Bedeutung einer (im Vergleich zu Deutschland wesentlich besseren) materiellen Entlohnung im Kontext der Arbeitsbedingungen zukommt. Klar - Geld ist nicht alles. Aber wer würde schon dauerhaft für ein Durchschnittsgehalt von knapp über 2.600 Euro brutto monatlich arbeiten wollen? Der Personalnotstand in Deutschland ist eine Konsequenz dieser skandalösen Situation. Dass es auch anders geht, zeigt die Studie von Herrn Schuh. Aus den Ergebnissen kann einiges im Hinblick auf die deutsche Altenpflege gelernt werden.

Ich wünsche dem Buch eine gute Verbreitung und eine intensive Aufnahme in der Fachöffentlichkeit.

Vallendar, den 13. Oktober 2018

Univ.-Prof. Dr. Hermann Brandenburg
Lehrstuhl für Gerontologische Pflege an der Pflegewissenschaftlichen Fakultät der der Philosophisch-Theologischen Hochschule Vallendar

Inhaltsverzeichnis

Abbildungsverzeichnis

Tabellenverzeichnis

Abkürzungsverzeichnis

SBFI   Staatssekretariat für Bildung, Forschung und Innovation in der Schweiz

SaarLorLux   Europäische Großregion bestehend aus den Regionen Saarland, Lothringen, Luxemburg, Rheinland-Pfalz und der Wallonie

TVöD   Tarifvertrag öffentlicher Dienst

z.B.   zum Beispiel

Anlagenverzeichnis

1 Abgrenzung der Fragestellung und Hinführung zum Thema

In dieser Arbeit soll im Kontext des Fachkräftemangels in den Pflegeberufen untersucht werden, wie deutsche Altenpfleger/innen ihre Arbeit als Aide-Soignant (Pflegehilfskraft) in luxemburgischen Pflegeheimen empfinden. Diese Problematik ist insbesondere für die nahe der luxemburgischen Grenze gelegenen Regionen in Rheinland-Pfalz und dem Saarland von großer Relevanz (vgl. dip 2014). Die untersuchte Statuspassage von Altenpflegefachkräften mit dreijährigem Examen tritt in dieser Konstellation bislang nur in der Grenzregion zu Luxemburg auf, da hier zum einen starke Unterschiede in der Vergütung bestehen, zum anderen weil das deutsche Altenpflegeexamen in Luxemburg (so wie in der gesamten EU) nicht anerkannt ist, deutsche Altenpfleger/innen also unterhalb ihrer erworbenen Qualifikation als Pflegehilfskräfte in Luxemburg arbeiten – ein Phänomen, das bereits seit Jahrzehnten bekannt ist, sich aber in den letzten Jahren gerade im Gesundheitssektor infolge des sich verschärfenden Fachkräftemangels in Deutschland immer stärker zuspitzt hat, da mehrere Hundert Altenpfleger/innen von diesem Phänomen betroffen sind.

Die vorliegende Arbeit untersucht auf der Basis einer theoretischen Auseinandersetzung sowie anhand einer empirischen Untersuchung in Form von qualitativen Interviews die Beweggründe deutscher Altenpfleger/innen für eine Abwanderung nach Luxemburg sowie deren Bewältigungsstrategien, die mit der durchlaufenen Statuspassage auftreten. Auf dieser Basis ließen sich möglicherweise erste Maßnahmen ableiten, wie diese dringend benötigten Fachkräfte in deutschen Einrichtungen gehalten werden könnten bzw. die Abwanderung nach Luxemburg gebremst werden könnte, um auch zukünftig die altenpflegerischen Versorgungsstrukturen in den grenznahen deutschen Regionen auf einem soliden Niveau halten zu können.

Aus Gründen der Lesbarkeit wurde bei der Beschreibung von Personen jeweils nur die männliche Form gewählt, wenn eine geschlechtsneutrale Beschreibung nicht möglich war. Die Angaben beziehen sich jedoch immer auf Angehörige beider Geschlechter. Mit der Bezeichnung Altenpflege*fach*kraft ist stets eine Person mit dreijähriger Altenpflegeausbildung gemeint, mit (Alten-) Pflege*hilfs*kraft eine Person mit einer höchstens einjährigen Ausbildung. Zur besseren Unterscheidung wurden die Wortbestandteile „fach" und „hilfs" stets kursiv in dieser Arbeit geschrieben.

1.1 Hintergrund

Vor dem Hintergrund einer angespannten Fachkräftesituation in der deutschen Altenpflege, die sich im Spannungsfeld von demographischem Wandel, Nachwuchsproblemen, stark verbesserungswürdigen Arbeitsrahmenbedingungen und mangelnder gesellschaftlicher wie auch finanzieller Wertschätzung bewegt, rückt diese Arbeit diejenigen Altenpflege*fach*kräfte in den Mittelpunkt des Forschungsinteresses, die jenseits der deutsch-luxemburgischen Grenze arbeiten und in Rheinland-Pfalz und dem Saarland leben. Diese Grenzpendler unterliegen besonderen Gegebenheiten. Das Berufsbild des Altenpflegers ist in Luxemburg – wie in den meisten anderen europäischen Staaten auch und im Gegensatz zum Gesundheits- und Krankenpfleger – nicht anerkannt, da es in der EU-Richtlinie 2005/36/EG über die Anerkennung von Berufsqualifikationen nicht berücksichtigt ist (vgl. Europäische Kommission 2005). Dies hat zur Folge, dass deutsche Altenpfleger, im Folgenden als Altenpflege*fach*kräfte bezeichnet, in Luxemburg nicht als Pflege*fach*kraft (in Luxemburg als *Infirmier* bezeichnet), sondern als Pflege*hilfs*kraft (luxemburgische Bezeichnung: *Aide-Soignant*) beschäftigt werden. Sie werden also faktisch unterhalb ihres erworbenen Qualifikationsniveaus, das nach deutschen Maßstäben dem drei-

© Springer Fachmedien Wiesbaden GmbH, ein Teil von Springer Nature 2019
B. Schuh, *Die Statuspassage deutscher Altenpflegefachkräfte in Luxemburg*,
Best of Pflege, https://doi.org/10.1007/978-3-658-24736-2_1

jährigen Pflegeexamen auf dem Niveau eines *Infirmiers* entspräche, beschäftigt. Dabei handelt es sich um ein Phänomen, das auf deutscher Seite vor allem die grenznahen Regionen von Rheinland-Pfalz und dem Saarland als Teil der Großregion SaarLorLux betrifft, die sich aus dem Saarland, Lothringen, Luxemburg, Rheinland-Pfalz und der Wallonie zusammensetzt.

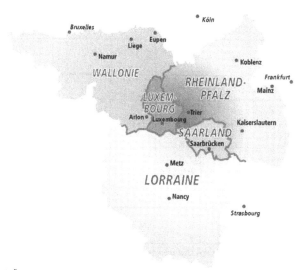

Abbildung 1: Übersichtskarte der SaarLorLux-Region. Quelle: MFIE des Saarlandes 2011.

In Luxemburg herrschen innerhalb der SaarLorLux-Region sehr gute Verdienstmöglichkeiten, das gilt neben vielen weiteren Branchen insbesondere auch für die Pflegeberufe (vgl. Lauxen und Larsen 2015: 101). So verdient eine deutsche Altenpflege*fach*kraft, wenn sie als Pflege*hilfs*kraft, also *Aide-Soignant* in Luxemburg arbeitet, wesentlich mehr, als wenn sie eine ihrer Qualifikation entsprechende Tätigkeit in Deutschland ausüben würde. Luxemburg wirkt auf Arbeitnehmer in den grenznahen Regionen der SaarLorLux-Region wie ein Magnet. Jahr für Jahr arbeiten mehr Menschen als Tagespendler in Luxemburg, wohnen also weiterhin bspw. in Rheinland-Pfalz oder dem Saarland und fahren täglich zur Arbeit und wieder zurück (vgl. Internationale Arbeitsmarktbeobachtungsstelle 2014: 5, vgl. Wille 2016: 123). Hinzu kommt, dass vor allem erfahrene Arbeitskräfte als Grenzpendler tätig werden, die bereits über mehr als zehn Jahre Berufserfahrung verfügen (vgl. Wille 2012: 211):

Merkmale	Einheit	Lothringen-Saarland (n=72)	Lothringen-Luxemburg (n=72)	Lothringen-Wallonien (n=90)	Saarland-Luxemburg (n=27)	Rh.-Pfalz-Luxemburg (n=93)	Grenzgänger insgesamt (N=399)
Alter	in Ø Jahren	48,2	38,3	44,0	42,5	41,6	43,1
Alter beim Erwerbseintritt	in Ø Jahren	18,0	20,3	20,4	20,4	19,2	19,5
Dauer der Erwerbstätigkeit	in Ø Jahren	30,3	17,7	23,5	22,1	22,4	23,5
Dauer der Beschäftigung als Grenzgänger	in Ø Jahren	25,6	8,2	14,2	9,9	11,9	14,7
Erwerbsphasen insgesamt	Ø Anzahl	2,5	3,3	3,0	3,6	3,0	3,0
Beschäftigungsphasen insgesamt	Ø Anzahl	2,4	3,1	2,8	3,3	2,9	2,8
Phasen der Arbeitslosigkeit	Ø Anzahl	0,3	0,3	0,3	0,5	0,3	0,3
Beschäftigungsphasen als Grenzgänger	Ø Anzahl	1,7	1,7	1,6	2,3	1,9	1,7
Erwerbsphase bei erster Tätigkeit als Grenzgänger	Nummer	2	2,5	2,3	2,4	2,3	2,3
Alter bei erster Beschäftigung als Grenzgänger	in Ø Jahren	22,7	30,1	29,8	32,6	29,7	28,3

Tabelle 1: Eckdaten zum Erwerbsverlauf von Grenzgängern nach Stromrichtungen. Quelle: Wille 2012: 211, Hervorhebung durch B. Schuh.

Dies stellt gerade für die Pflegeberufe im Kontext des Fachkräftemangels ein ernstzunehmendes Problem dar. Gewisse Voraussetzungen wie das Sprechen und Verstehen der luxemburgischen und am besten auch der französischen Sprache sind dabei sehr hilfreich, dies gilt für soziale Berufe wie Pflegekräfte in Luxemburg besonders (vgl. Lauxen und Larsen 2015: 89). Durch die Situation der Nichtanerkennung des deutschen Altenpflegeexamens durchlaufen deutsche Altenpflege*fach*kräfte mit dem Arbeiten in Luxemburg eine Veränderung ihres sozialen Status'. Diese Statuspassage ist eine sozialstrukturell indizierte (vgl. Hoerning 1978: 255) und wird daher bspw. im Vergleich zu alterschronologischen Statuspassagen in einem hohen Maße durch den eigenen Willen und die eigene Entscheidung, kurzum freiwillig, herbeigeführt.

In Anbetracht des sogenannten Pflegenotstands in Deutschland bzw. des Fachkräftemangels in der Pflege soll eruiert werden, warum diese Altenpflege*fach*kräfte nach Luxemburg pendeln statt in Deutschland zu arbeiten. Paradoxerweise begegnen deutsche Pflegeheime dem Fachkräftemangel ihrerseits – ebenso wie Luxemburg – in beachtenswertem Maße mit dem Anwerben ausländischer Pflegekräfte (vgl. Böhme 2014: 7). Über die Beweggründe der nach Luxemburg auspendelnden Altenpflege*fach*kräfte ist dagegen so gut wie nichts bekannt. Dieses Wissen wäre jedoch eine Grundvoraussetzung dafür, die Abwanderung nach Luxemburg durch die Ergreifung geeigneter Maßnahmen zu bremsen. Das Motiv der wesentlich besseren Bezahlung in Luxemburg infolge des Gehaltsgefälles ist naheliegend und soll auch im Rahmen dieser Arbeit Berücksichtigung finden. Theorien zur Arbeitsmotivation und Arbeitszufriedenheit sprechen dem Faktor Gehalt und Bezahlung allerdings unisono nur eine untergeordnete Rolle unter den Aspekten zu, die für eine hohe Arbeitsmotivation und einen Verbleib am Arbeitsplatz relevant sind. Daher liegt die Vermutung nahe, dass das Gehaltsmotiv als alleinige Erklärung für die Abwanderung zu kurz greift und die Beweggründe möglicherweise vielfältiger sind.

Unter diesen Voraussetzungen soll diese Arbeit ein Stück weit dazu beitragen, die Beweggründe deutscher Altenpflege*fach*kräfte zu erforschen, die sich gewissermaßen im Hinblick auf ihre Qualifikation fachlich selbst degradieren und als gut bezahlte *Aides-Soignants* in Luxemburg arbeiten.

1.2 Forschungsfragen und Hypothesen

Vor diesem Hintergrund lautet die übergeordnete Fragestellung dieser Arbeit:

Wie empfinden deutsche Altenpflege*fach*kräfte ihre Tätigkeit als Altenpflege*hilfs*kräfte in Luxemburg und die damit verbundene Statuspassage?
An diese übergeordnete Forschungsfrage sind weitere Fragen geknüpft, die dazu beitragen sollen, den Kern der Fragestellung freizulegen und näher zu beleuchten.

1. Was bewegt deutsche Altenpflege*fach*kräfte, nach Luxemburg zu wechseln?
2. Welche Rolle spielt dabei das Gehalt und welche Rolle spielen andere Faktoren?
3. Wie gehen deutsche Altenpflege*fach*kräfte mit der fachlichen Degradierung in Luxemburg um?
4. Sind die deutschen Altenpflege*fach*kräfte in Luxemburg mit ihrer Arbeit zufrieden?

Zu diesen Teilaspekten werden im Zuge der Operationalisierung der Fragstellung unter Berücksichtigung der theoretischen Grundlagen Hypothesen formuliert, die mithilfe der geführten Interviews beantwortet werden sollen. Die Verifizierung oder Falsifizierung dieser Hypothesen wird mithilfe der theoretischen Vorüberlegungen sowie der geführten qualitativen Interviews angestrebt.

Hypothese 1: Die bessere Entlohnung ist der Hauptfaktor für deutsche Altenpflege*fach*kräfte, in ein luxemburgisches Pflegeheim zu wechseln. Die erforderlichen Sprachkenntnisse und das tägliche Pendeln stellen keine Hindernisse für den Wechsel dar.

Hypothese 2: Die deutschen Altenpflege*fach*kräfte in Luxemburg nehmen ihre neue Rolle als Pflege*hilfs*kraft nicht an. Die starke Reduzierung von Verantwortung und von organisatorischen Aufgaben wird nicht als entlastend empfunden, sondern als degradierend.

Hypothese 3: Die deutschen Altenpflege*fach*kräfte in Luxemburg fühlen sich unterfordert und versuchen diese Unterforderung mit der Durchführung von Pflegetätigkeiten nahe ihrer Qualifikation als Fachkraft zu bewältigen.

Hypothese 4: Bei deutschen Altenpflege*fach*kräften in Luxemburg entsteht Unzufriedenheit durch die identische Eingruppierung mit weniger qualifizierten *Aides-Soignants* sowie durch den deutlichen Gehaltsunterschied zu gleich qualifizierten *Infirmiers*.

Diese Hypothesen werden nach der Darstellung des empirischen Teils dieser Arbeit geprüft und diskutiert. Zunächst sollen die Rahmenbedingungen der Altenpflege in Deutschland und Luxemburg sowie theoretische Vorüberlegungen auf Grundlage der folgenden Gliederung angestellt werden.

1.3 Gliederung

Zunächst wird in Kapitel zwei die Situation der Altenpflege in Deutschland dargestellt. Der Fachkräftemangel, die vielfach empfundene geringe Wertschätzung der gesamten Berufsgruppe sowie die Arbeitsbelastung sollen in diesem Rahmen thematisiert werden; nicht zuletzt werden überleitend zu Kapitel drei die Verdienstmöglichkeiten von examinierten Altenpflege*fach*kräften sowohl in Deutschland als auch in Luxemburg dargestellt. Ein Vergleich der Arbeitsrahmenbedingungen in beiden Ländern beschließt dieses Kapitel, indem die strukturellen Gründe des Gehaltsgefälles zwischen Deutschland und Luxemburg aufgezeigt werden. Kapitel drei thematisiert die Organisation der Altenpflege in luxemburgischen Pflegeheimen und zeigt bereits mögliche Aspekte auf, die die Attraktivität des Arbeitens in Luxemburg für deutsche Altenpflege*fach*kräfte trotz guter Verdienstmöglichkeiten einschränken könnten. In Kapitel vier wird die Lagebeschreibung der jeweiligen Arbeitsumfelder um theoretische Grundlagen ergänzt. Die Definition der Statuspassage soll fundiert dargelegt und der Bogen von dem soziologischen Begriff des sozialen Status' hin zu psychologisch geprägten Begriffen wie der Arbeitsmotivation und der Arbeitszufriedenheit hin zu Coping-Strategien, die im Kontext dieser Arbeit relevant sind, gespannt werden. Die Arbeitsmotivation wurde im Hinblick auf die Frage nach der Relevanz der finanziellen Vergütung im Vergleich zu anderen für die Arbeitsmotivation wichtigen Faktoren untersucht, auch um daraus Erkenntnisse für den Interviewleitfaden zu gewinnen. Unter dem gleichen Aspekt wurden das Coping und die Coping-Strategien in die Betrachtung miteinbezogen, um mögliche Aussagen der Befragten in den Interviews identifizieren und entsprechend einordnen zu können. Zur konkreten Vorbereitung der qualitativen Interviews widmet sich Kapitel fünf der Methodik und der Beschreibung der Durchführung von Datenerhebung und Datenauswertung sowie den Erläuterungen zur Auswahl der Interviewpartner, der Selektion der Einrichtungen sowie forschungsethischer Aspekte, die im Kontext dieser Arbeit vor allem auf den Schutz der Befragten vor eventuellen nachteiligen Konsequenzen seitens der Arbeitgeber abzielen. Die Ergebnisse dieser Arbeit werden in Kapitel sechs dargestellt. In Kapitel sieben folgt auf eine Zusammenfassung eine Erörterung unter dem Fokus, inwieweit die Forschungsfrage beantwortet werden konnte. Mit Kapitel acht, den aus der vorangegangenen Untersuchung abzuleitenden Empfehlungen und einem Ausblick auf Forschungsdesiderate, schließt diese Qualifikationsarbeit.

2 Die Altenpflege in Deutschland und der SaarLorLux-Region

In Deutschland gibt es über 13.030 Pflegeheime (Stand: 31.12.2013, vgl. Statistisches Bundesamt 2015), davon 492 in Rheinland-Pfalz (vgl. Statistisches Landesamt RLP 2015: 18) und 131 im Saarland (vgl. Pflegegesellschaft Saarland 2015). Die vollstationäre Pflege in Form von Pflege- oder Altenheimen stellt nach der häuslichen Pflege die häufigste Versorgungsform für ältere Menschen dar (vgl. Jacobs et al. 2015: 19). Die Tendenz ist steigend: So wird von einem Zuwachs an Pflegeheimen um 29 % im Zeitraum von 2005 bis 2011 berichtet (vgl. ebd.). Die aktuelle und prognostisch steigende Zahl an Pflegebedürftigen, der wachsende Bedarf an Plätzen in der stationären Langzeitversorgung und damit der Bedarf an Pflege*fach*kräften scheinen somit außer Frage zu stehen. Der Arbeitsmarkt für Pflege*fach*kräfte in der SaarLorLux-Region grenzt dabei an Vollbeschäftigung, es sind kaum Pflege*fach*kräfte arbeitslos bzw. für die Einrichtungen frei verfügbar (vgl. Lauxen und Larsen 2015: 53f). Die Schwierigkeiten bei der Akquise von qualifiziertem Pflege*fach*personal für die Einrichtungen sind immer wieder Thema der regionalen Presse (vgl. Hammermann 2012, vgl. Thormeyer 2014, vgl. Schwadorf 2014, vgl. Rathaus Zeitung Trier 2013, vgl. Neubert und de Mos 2015). Die Problematik des kontinuierlich steigenden Pflegebedarfs bei immer weniger zur Verfügung stehenden Pflege*fach*kräften, vor allem in der Altenpflege, wird deutlich (vgl. IGEUS und RWI 2015: 23), ebenso die Problematik der geringen Verweildauer im Beruf (vgl. Bettig 2014). Diese allgemeinen Probleme und Herausforderungen, vor denen die Altenpflege in Deutschland ohnehin steht, bestehen in Rheinland-Pfalz und dem Saarland ebenso. Anders als in vielen anderen Regionen Deutschlands besteht in der SaarLorLux-Region darüber hinaus die Problematik des Gehaltsgefälles nach Luxemburg, das in den nachfolgenden Kapiteln eingehend beleuchtet wird: Nicht nur, dass ohnehin schon wenige Pflege*fach*kräfte für die deutschen Einrichtungen zur Verfügung stehen, um diese wenigen Personen muss auch mit einem in Gehaltsfragen attraktiverem Nachbarland konkurriert werden.

Es lässt sich festhalten, dass die Personalsituation in der deutschen Altenpflege seit Jahren mehr als angespannt ist. Der Mangel an qualifizierten Altenpflege*fach*kräften ist mittlerweile bundesweit medial allgegenwärtig (vgl. Brause et al. 2013). Dabei zeigen nicht nur zahlreiche Studien (vgl. bspw. Afentakis und Maier 2010), welche Personalengpässe in der Pflege und Betreuung älterer Menschen prognostiziert werden, sondern dass bereits die gegenwärtige Personal- und Versorgungssituation in der deutschen Altenpflege zunehmend an ihre Grenzen stößt (vgl. ebd., vgl. Gerlinger 2014: 17, 21f). Dem steigenden Bedarf an professionellen Pflegeleistungen infolge der älteren Bevölkerung sowie der Zunahme von chronischen Erkrankungen in hochkomplexen Versorgungssituationen steht ein sinkendes Angebot an qualifizierten Arbeitskräften gegenüber. Aufgrund der demographischen Entwicklung in Deutschland steht weniger „Pflege-Nachwuchs" zur Verfügung, gleichzeitig altern die bestehenden Belegschaften in den Einrichtungen (vgl. Freund 2014: 89). So beträgt der Anteil der 45 bis 54 Jahre alten (Alten- und Kranken-) Pflegekräfte in Rheinland-Pfalz und dem Saarland ca. 30 %, der Anteil der über 55-jährigen liegt bei ca. 12 % und damit deutlich höher als zum Beispiel in Luxemburg (vgl. Lauxen und Larsen 2015: 66 und 69). Ein im Vergleich zu anderen Berufen frühzeitiger Berufsausstieg sowie die Abwanderung ins Ausland, wie bspw. im Kontext der vorliegenden Arbeit die Abwanderung bzw. das Berufspendeln nach Luxemburg (vgl. Lauxen und Larsen 2015), vervollständigen das Bild einer komplexen Problemlage rund um den Fachkräftemangel in der Altenpflege in der SaarLorLux-Region.

© Springer Fachmedien Wiesbaden GmbH, ein Teil von Springer Nature 2019
B. Schuh, *Die Statuspassage deutscher Altenpflegefachkräfte in Luxemburg*,
Best of Pflege, https://doi.org/10.1007/978-3-658-24736-2_2

Über die politisch-organisatorischen Probleme des quantitativen Mangels an qualifizierten Altenpflege*fach*kräften, des Kostendrucks und der Rationalisierung von Leistungen hinaus sieht Böhme (2014: 9) ein weiteres gravierenderes Problem: Den Rückgang an menschlicher Zuwendung, die den Bewohnern in Langzeitpflegeeinrichtungen entgegengebracht wird, also die negative Veränderung eines elementaren pflegerischen Kernelements. Dieser Rückgang wird durch die vorgenannten Probleme bedingt, mindestens aber befördert (vgl. Böhme 2014: 10). Die Bedeutung des pflegerischen Selbstverständnisses der Pflegenden für die Arbeitsmotivation und Arbeitszufriedenheit wird daher in diese Untersuchung einzubeziehen sein.

Im Extremfall werden die Erfolge pflegerischen Handelns durch gesetzliche Rahmenbedingungen wirtschaftlich ad absurdum geführt: Werden durch professionelle Pflege und Betreuung Verbesserungen der Fähigkeiten eines Bewohnern erzielt, die im Endeffekt zu geringerem Pflegeaufwand führen, droht die Reduzierung der Pflegestufe und somit ein finanzieller Verlust für die Einrichtung, was wiederum zu Personalabbau führen kann; diese Paradoxie kann als klarer, potentiell demotivierender Fehlanreiz der Pflegestufensystematik bezeichnet werden. Die ab 2017 geltenden Pflegegrade beseitigen in solchen Fällen lediglich finanzielle Einbußen für die Einrichtungen, honorieren aber keine pflegerischen Erfolge (vgl. BMG 2016). Die aus betriebswirtschaftlicher Sicht sicherlich reizvolle personelle Aufteilung der Pflege in die beiden funktionalisierten Komponenten „Versorgung" und „Sorge" (vgl. Twenhöfel 2011: 99f), also in Altenpflege*fach*kräfte für die Behandlungs- und Altenpflege*hilfs*kräfte für die Grundpflege und Betreuung, stehen dem Anspruch einer ganzheitlichen, den persönlichen Bezug zu den Pflegebedürftigen wahrenden Betreuung entgegen. In Anbetracht dieser Funktionalisierung der pflegerischen Arbeit ist es jedoch für Pflege*fach*kräfte nur noch schwer möglich, den Kernpunkten professioneller Pflege alter Menschen gerecht zu werden, die im Rahmen der direkten personenbezogenen Pflege vor allem die Beziehungsarbeit betreffen. Die Möglichkeit des Verstehens, Einfühlens und Deutens in die Situation des pflegebedürftigen Menschen wird dadurch beinahe unmöglich, die auf diesen Erkenntnissen aufbauende Planung und Durchführung der Pflege stark erschwert (vgl. Brandenburg und Huneke 2006: 312f). Die Bestrebungen der Pflegeeinrichtungen zeigen jedoch auch, dass die Altenpflege nicht ausschließlich Leidtragende restriktiver gesetzlicher Rahmenbedingungen ist. Eigener Handlungsspielraum besteht in engen Grenzen auch unter schwierigen Rahmenbedingungen, sei es hinsichtlich der Optimierung der Dokumentation, der Zusammenarbeit mit anderen Berufsgruppen, der Fort- und Weiterbildung oder des Gesundheitsmanagements (vgl. INQA 2010: 7, vgl. Brause et al. 2013), um nur einige Ansatzpunkte zu nennen. Eine unverzichtbare Ergänzung zu der bisher vorgestellten eher quantifizierten Problemlage stellen die konkreten, im pflegerischen Alltag auftretenden Arbeitsbedingungen und Anforderungen in der Altenpflege sowie die sich daraus ergebenden Belastungen für die Pflegenden dar.

2.1 Die Arbeitsbedingungen und Anforderungen in der Altenpflege

Die Ausübung des Altenpflegeberufs fordert Altenpflegekräfte in physischer wie auch psychischer Hinsicht stark, häufig mitbedingt durch personelle Engpässe. Diese Engpässe sind ihrerseits oftmals durch enge finanzielle Rahmenbedingungen begründet und damit ein inzwischen chronisches systemisches Problem. Daraus resultieren nicht nur negative Beeinträchtigungen für die in der Altenpflege Beschäftigten, sondern letztlich für den eigentlichen Mittelpunkt der pflegerischen Versorgung, die Pflegebedürftigen. Die Entwicklung der Pflegequalität, wie sie Gerlinger (2014) prägnant zusammenfasst, offenbart teilweise erhebliche Versorgungsdefizite im stationären Altenpflegebereich, die sich konkret auf die Lebensqualität der Bewohner auswirken (vgl. Gerlinger 2014: 24f). „Eine wichtige Folge dieser Rahmenbedingungen ist der große Mangel an verfügbarer Zeit für die Betreuung der Pflegebedürftigen" (Gerlinger 2014: 24), was auf der Seite der Pflegenden potentiell zur Verringerung des sogenannten *emotional attachements*, also der emotionalen Bindung zum Inhalt und zur Sinnhaftigkeit der eigenen Arbeit, führen kann (vgl. Detjen 2015, vgl. Bock et al. 2009: 685). Diese emotionale Bindung und Wertschätzung sind in der Altenpflege für den Verbleib im Beruf – auch in Relation zur monetären Entlohnung – bedeutende Faktoren.

Bereits in ihrer Längsschnittstudie aus dem Jahr 1996, die die Berufsmotivation und den Berufsverbleib von Altenpflegeschülern untersuchte, konnten Becker und Meifort neben weiteren Belastungen vor allem zwei als hochbelastend empfundene berufsspezifische Faktoren identifizieren: Die fehlende gesellschaftliche Anerkennung und die zu geringe Bezahlung (vgl. Becker und Meifort 1997, vgl. ebd. 1998, vgl. Neumann 1999: 288f). Eine Wiederholungsbefragung zeigt diese Problematik unverändert auf (vgl. Becker et al. 1999: 19). Ein im Rahmen der vorliegenden Arbeit beachtenswerter Aspekt dieser Befragung ist, dass „[...] dabei für die befragten Altenpfleger/innen insbesondere die aus ihrer Sicht deutlich höhere Bezahlung der Krankenschwestern und -pfleger, deren höhere Wertschätzung in der Öffentlichkeit sowie das aus der Perspektive der Krankenpflege offenbar verbreitete arrogante Deklassieren altenpflegerischer Arbeitsleistungen insbesondere im Überschneidungsbereich beider Berufe, der „Behandlungspflege" [Unzufriedenheit stiften]" (Becker et al. 1999: 19). Diese Einschätzung der Altenpflegekräfte wird durch aktuelle Daten des BMG zumindest in der Frage der Bezahlung gestützt. Demnach verdienen examinierte Altenpflegekräfte im Vergleich zu anderen Beschäftigten, ebenso wie im Vergleich zu Krankenpflegekräften, durchschnittlich etwa 16 % weniger (vgl. IAB 2015: 11). Altenpflegekräfte in der ambulanten Pflege verdienen nochmals deutlich weniger, am Ende der Gehälterfolge verdienen Altenpflege*hilfs*kräfte bis zu einem Viertel weniger als Altenpflege*fach*kräfte (vgl. ebd.). Die quantitative Verteilung zwischen Altenpflege*fach*kräften und Altenpflege*hilfs*kräften liegt in den Einrichtungen durchschnittlich bei 2:1 (vgl. IAB 2015: 21). Der Aspekt der Gehaltsunterschiede zwischen den pflegerischen Berufsgruppen könnte auch in Luxemburg von Belang sein und wurde in den eingangs formulierten Hypothesen aufgegriffen (vgl. Kapitel 1.2). Zunächst soll der von Pflegekräften empfundenen Arbeitsbelastung nachgegangen werden, die zusammen mit unzureichender gesellschaftlicher Anerkennung und unzureichender monetärer Vergütung ein gewichtiger Faktor für die Abwanderung von Altenpflege*fach*kräften nach Luxemburg sein könnte.

2.2 Die Arbeitsbelastung

Hinweise auf eine hohe Arbeitsbelastung in den Pflegeberufen allgemein liefert der DGB-Index *Gute Arbeit* (vgl. DGB 2015). So liegt das Gesundheitswesen bei der Frage, ob sich die Arbeitnehmer gehetzt fühlen oder unter Zeitdruck stehen, mit Abstand an erster Stelle (66 % der Befragten empfinden dies „oft" oder „sehr häufig" so, vgl. DGB 2015: 4). Ähnlich sieht es im Hinblick auf die Beantwortung der Frage „Wie oft lassen Sie Pausen ausfallen" (vgl. DGB 2015: 7) und dem sogenannten Präsentismus aus, bei dem das Gesundheitswesen ebenfalls an erster Stelle rangiert (vgl. DGB 2015: 8). Die fast schon typischen „Berufsbild-bedingten" Belastungen wie Schicht-, Nacht- und Sonntagsarbeit, körperliche Anstrengung beim Heben oder das häufig notwendige Ausschöpfen der eigenen Leistungsgrenze fasst Gerlinger anschaulich zusammen (vgl. Gerlinger 2014: 21f). Die angeführten, oftmals abstrakten statistischen Werte stellen jedoch nur eine Teilmenge der messbaren Situation in der deutschen Altenpflege dar. Sie bieten einen objektivierbaren Eindruck davon, welche Arbeitsbelastung im Gesundheitswesen und speziell in der Altenpflege herrscht, jedoch können sie nicht die Frage beantworten, welche Bedeutung diese Arbeitsbedingungen für die Pflegenden selbst haben. Diese finden sich in einem Arbeitsumfeld wieder, das ein Arbeiten unter Einbezug der ursprünglichen persönlichen und professionellen Werte oftmals nur sehr begrenzt ermöglicht. „Pflegende möchten mit den Patienten [und Bewohnern] in einen einfühlsamen Kontakt treten, müssen aber von diesem fachlichen und ethischen Arbeitsanspruch ständig abweichen" (Weidert 2014: 99), was zu starker emotionaler Betroffenheit bei den Pflegenden führt und das so wünschenswerte *emotional attachment* mit der eigenen Arbeit konterkariert (vgl. Detjen 2015).

Kersten zeigt die Zusammenhänge zwischen Arbeitsbelastung und Arbeitsunzufriedenheit in der Altenpflege auf und stellt ebenfalls den gewichtigen Einfluss der Bedeutung der eigenen Arbeit sowie von Entscheidungsspielräumen und Weiterentwicklungsmöglichkeiten für die Pflegenden dar (vgl. Kersten 2016: 5f). Brause et al. bestätigen diese Ergebnisse und zeigen zudem auf, dass diese Einschätzungen auch in Zusammenhang mit dem konkreten Arbeitsort bzw. der Einrichtung stehen (vgl. Brause et al. 2013: 31). In Ermangelung weiterer aktueller Studien, die das *Erleben* von Arbeits-belastungen speziell von Altenpflege*fach*kräften in der stationären Langzeitpflege in Deutschland thematisieren, soll im Folgenden die Studie von Meussling-Sentpali aus dem Jahr 2014 herangezogen werden, um einen inhaltlichen Eindruck der Arbeitsbelastungen aus Sicht der Pflegenden zu gewinnen. Meussling-Sentpali untersuchte die Arbeitsbelastung von Pflegekräften, die im Setting der ambulanten Pflege in Thüringen tätig sind. Da die gesetzlichen Rahmenbedingungen sowie der objektive als auch subjektiv empfundene Verdienst – wie bereits angedeutet wurde – sowohl in der stationären Langzeitpflege als auch in der ambulanten Pflege ähnlich niedrig einzuschätzen sind, liefern einzelne Setting-übergreifende Aspekte durchaus übertragbare Hinweise auf das Belastungsempfinden der in dieser Arbeit untersuchten in der stationären Langzeitversorgung tätigen Pflegekräfte. Die Wertschätzung im Umgang mit anderen Berufsgruppen des Gesundheitswesens sowie seitens der Gesellschaft wird als unzureichend empfunden (vgl. Meussling-Sentpali 2014: 127), die Wertschätzung durch die Pflegebedürftigen selbst und deren Angehörige wird dagegen als hoch angesehen (vgl. ebd.). Ein in diesem Zusammenhang wichtiger Faktor stellt offenbar der Umstand dar, dass das Erleben von Wertschätzung eine hohe Bedeutung bei der Bewältigung von erlebten Belastungen hat (vgl. Meussling-Sentpali 2014: 182). Die Wertschätzung als eine Form der Entlohnung beschreibt Wettreck (2001: 197) mit einer Lohn-/Erfolgs-Taxonomie zur Pflege-Arbeit. Der sogenannte „Lohn 2. Ordnung", also die „verbale und symbolische Rückmeldung als Sinngebung, Dankbarkeit der Patienten / der Angehörigen" (Wettreck 2001: 197f) trägt dazu bei, „die häufige Zufriedenheit mit dem Beruf trotz aller Paradoxien und Frustrationen erklärlich [zu machen]" (Wettreck 2001: 197). Neben dem Resonanz-Erleben, dem monatlichen Verdienst, dem Leistungslohn in Form von Honorierung professioneller Leistungen und der gesellschaftlichen Honorierung scheint diese direkte positive Rückmeldung der Pflegeempfänger eine beachtenswerte Rolle hinsichtlich der Arbeitsmotivation einzunehmen (vgl. Wettreck 2001: 197ff). Es bestätigt sich, dass die Rolle der erlebten Wertschätzung der Altenpflege*fach*kräfte in Luxemburg hochrelevant im Rahmen dieser Arbeit ist. Lassen sich möglicherweise auf diese Weise nicht erzielbare Erfolge, bzw. mit Wettrecks Worten „Löhne 2. Ordnung" nicht erzielen, stellt sich die Frage, ob und wenn ja, wie weit diese „Misserfolge" mit einem höheren Gehalt subjektiv für den Einzelnen kompensiert werden können, eine Frage, der sich Kapitel 4.3 annähern soll. Damit komme ich zu einer objektivierbaren und vergleichbaren Größe, die im anschließenden Kapitel folgt: Zum monatlichen Gehalt der Altenpflege*fach*kräfte.

2.3 Die Gehaltssituation

In Rheinland-Pfalz betreiben sowohl öffentliche, private als auch frei-gemeinnützige Träger Langzeitpflegeeinrichtungen (vgl. Statistisches Landesamt RLP 2010: 17), die Altenpflege*fach*kräfte beschäftigen. Für die verschiedenen Träger können Tarifverträge gelten wie der TVöD (Tarifvertrag öffentlicher Dienst) oder die AVR (Arbeitsvertragsrichtlinien) der kirchlichen Träger Caritas und Diakonie; beide Tarifwerke sind hinsichtlich der Entgelttabellen identisch. Privaten Anbietern steht es frei, ihre Mitarbeiter angelehnt an einen bestehenden Tarif zu entlohnen oder die Bezahlung im Einzelfall auszuhandeln. Aufgrund der Wettbewerbssituation um qualifizierte Pflege*fach*kräfte ist jedoch nicht davon auszugehen, dass Pflege*fach*kräfte von privaten Anbietern unterhalb des Tariflohns bezahlt werden (können). Um den Vergleich des deutschen mit dem luxemburgischen Gehaltsniveaus zu vereinfachen, soll an dieser Stelle exemplarisch die für examinierte Altenpflege*fach*kräfte in Rheinland-Pfalz und dem Saarland gültige Anlage 32, Entgeltgruppe 7a der AVR (Caritas-Tarifregion Mitte) herangezogen werden (vgl. Schiering 2015). Laut dieser AVR-Tabelle beträgt das monatliche Bruttogrundgehalt einer examinierten Altenpflege*fach*kraft ohne Berufserfahrung **2.337,41 €** (vgl. ebd.). Werden Schichtzulage und Pflegezulage addiert, ergeben sich 2.423,44 € als Bruttogehalt, ohne Zuschläge für Sonntags- und Nachtarbeit (vgl. Dienstgeberseite der AK des Deutschen Caritasverbandes 2015). Eine examinierte Altenpflege*fach*kraft mit sechs Jahren Berufserfahrung erhält laut Tariftabelle eine Brutto-Vergütung in Höhe von **2.904,65 €** (ohne Zulagen und Zuschläge). Die Gehaltssituation erscheint der Leistung und Belastung der Altenpflege*fach*kräfte nicht angemessen (vgl. Becker et al. 1999: 19, vgl. Engelen-Kefer 2013). So arbeiten knapp drei Viertel der Vollzeitbeschäftigten in der Altenpflege für Bruttolöhne, die den Armuts- und Prekärlöhnen zugerechnet werden müssen (vgl. Gerlinger 2014: 22, vgl. Engelen-Kefer 2013), wobei hier nicht explizit zwischen Altenpflege*fach*kräften und Altenpflege*hilfs*kräften unterschieden wird. Insgesamt empfindet über die Hälfte der Altenpflegekräfte ihre Arbeits- und Gehaltssituation als belastend (vgl. Gerlinger 2014: 22).

Tabelle 2 bietet eine Übersicht über die unterschiedlichen Brutto- und Nettogehälter einer dreijährig examinierten, vollzeitbeschäftigten Altenpflege*fach*kraft, die in einem deutschen Pflegeheim nach dem oben genannten Tarif bezahlt wird und entsprechend ihrer Berufserfahrung in festgelegten Stufen Gehaltserhöhungen erhält (sog. „Dienstalter", in der Tabelle grau unterlegte Zeilen). Verglichen werden diese Brutto- und Nettogehälter mit denen einer luxemburgischen *Aide-Soignant*, als die deutsche Altenpflege*fach*kräfte aufgrund der Nichtberücksichtigung der Altenpflege in der EU-Richtlinie 2005/EG/36 (vgl. Kap. 1.2, vgl. Europäische Kommission 2005) in Luxemburg anerkannt sind. Die Berechnung des Tarifgehalts für *Aides-Soignants* erfolgt über einen durch die luxemburgischen Tarifpartner verhandelten Euro-Wert, der im Jahr 2015 bei 2,30095 liegt (vgl. EGCA 2014: 19). Der regelmäßig angepasste „Inflations-Index" weist im Jahr 2015 einen Wert von 775,17 auf (vgl. Statec Luxemburg 2015). Mit einfacher Dreisatz-Rechnung ergibt sich der auf zwei Kommastellen gerundete Euro-Wert pro Punkt:

$$2{,}30095 \text{ € x } 775{,}17 \text{ Punkte / } 100 \text{ Punkte} = \textbf{17,84 € pro Punkt}$$

Dieser Euro-Wert pro Punkt wird mit dem entsprechenden Punktwert der CCT-SAS-Tabelle multipliziert, woraus sich das monatliche Grundgehalt in Euro errechnen lässt. Die Berufsgruppe der *Aides-Soignants* ist in der untersten Gehaltskategorie PS5 des Kollektivvertrags eingeordnet, die Gehaltsstufe wird durch das Dienstalter bestimmt (vgl. EGCA 2014: 20). Für einen *Aide-Soignant*, der beispielsweise ein Dienstalter von sechs Jahren aufweist, ergibt dies laut CCT-SAS-Tabelle ein monatliches Bruttogrundgehalt von 17,84 € x 186 Pkt. = **3.317,55 €** (vgl. EGCA 2014: 21). Zuschläge für Wochenend- oder Nachtarbeit sind hierbei noch nicht berücksichtigt.

Dienst alter	Bruttogrundgehalt in einer stationären Langzeitpflegeeinrichtung als			Nettogrundgehalt in einer stationären Langzeitpflegeeinrichtung als		
	Aide-Soignant (LUX)	Altenpfleger/in (RLP)	Differenz in %	Aide-Soignant (LUX)	Altenpfleger/in (RLP)	Differenz in %
-1	2.586,80 €	--	--	2.087,94 €	--	--
0	2.764,62 €	2.337,67 €	18,3%	2.202,93 €	1.557,78 €	41,4%
1	2.853,80 €	2.514,67 €	13,5%	2.258,37 €	1.654,11 €	36,5%
2	2.942,99 €	2.514,67 €	17,0%	2.313,70 €	1.654,11 €	39,9%
3	3.050,00 €	2.798,30 €	9,0%	2.378,53 €	1.735,75 €	37,0%
4	3.139,18 €	2.798,30 €	12,2%	2.431,79 €	1.735,75 €	40,1%
5	3.228,37 €	2.798,30 €	15,4%	2.483,73 €	1.735,75 €	43,1%
6	3.317,55 €	2.904,65 €	14,2%	2.535,27 €	1.859,36 €	36,4%
7	3.424,56 €	2.904,65 €	17,9%	2.595,81 €	1.859,36 €	39,6%
8	3.513,75 €	2.904,65 €	21,0%	2.645,35 €	1.859,36 €	42,3%
9	3.602,93 €	2.904,65 €	24,0%	2.695,68 €	1.859,36 €	45,0%
10	3.692,11 €	3.022,81 €	22,1%	2.743,60 €	1.920,27 €	42,9%
11	3.799,13 €	3.022,81 €	25,7%	2.800,17 €	1.920,27 €	45,8%
12	3.888,31 €	3.022,81 €	28,6%	2.846,01 €	1.920,27 €	48,2%
13	3.977,49 €	3.022,81 €	31,6%	2.891,14 €	1.920,27 €	50,6%
14	4.066,67 €	3.022,81 €	34,5%	2.935,66 €	1.920,27 €	52,9%
15	4.155,85 €	3.144,54 €	32,2%	2.979,90 €	1.982,34 €	50,3%
16	4.262,87 €	3.144,54 €	35,6%	3.033,45 €	1.982,34 €	53,0%
17	4.352,05 €	3.144,54 €	38,4%	3.077,68 €	1.982,34 €	55,3%
18	4.441,23 €	3.144,54 €	41,2%	3.122,03 €	1.982,34 €	57,5%
19	4.530,41 €	3.144,54 €	44,1%	3.168,25 €	1.982,34 €	59,8%
20	4.637,43 €	3.144,54 €	47,5%	3.221,82 €	1.982,34 €	62,5%
21	4.726,61 €	3.144,54 €	50,3%	3.266,03 €	1.982,34 €	64,8%
22	4.797,96 €	3.144,54 €	52,6%	3.301,06 €	1.982,34 €	66,5%

Tabelle 2: Dienstalter im Vergleich des Bruttogrundgehalts und Nettogehalts zwischen einer examinierten Altenpflegefachkraft in Rheinland-Pfalz (RLP) und einer Aide-Soignant in Luxemburg. Grau unterlegt = Stufenaufstiege in den AVR. Berechnungen mittels Gehaltsrechnern: www.Calculatrice.lu (Lux) und www.Oeffentlicher-Dienst.info (D / RLP). Datengrundlage Lohnsteuertabellen: Service Central de Legislation 2010 (Lux), Wolters 2015 (D / RLP). Datengrundlage Sozialversicherungsbeiträge: GTAI 2015 (Lux), Arbeitsgemeinschaft Finanzen 2015 (D / RLP). „Vergleichskonfiguration": Steuerklasse I, kinderlos, keine Zuschläge oder Freibeträge. Eigene Berechnungen.

Der Mindestlohn für einen *Aide-Soignant* mit der Gehaltsstufe „-1" beträgt **2.586,80 €** (17,84 € x 145 Pkt.), weniger Bruttogrundgehalt ist in Luxemburg für einen *Aide-Soignant* selbst als Berufsanfänger nicht möglich.

Der Gehaltsunterschied zwischen Deutschland und Luxemburg ist nicht allein durch den höheren Verdienst bedingt, wie ein Blick auf die jeweiligen Lohnnebenkosten und Lohnsteuersätze beider Länder zeigt (vgl. GTAI 2015: 9):

	Deutschland	Luxemburg
Rentenversicherung	9,35 %	8,0 %
Krankenversicherung	8,2 %	3,05 %
Arbeitslosenversicherung	1,5 %	--
Pflegeversicherung	1,425 %	1,4 %
Abgabe zum Haushaltsausgleich (Lux)	--	0,5 %
Abgaben Sozialversicherungen gesamt	**20,475 %**	**12,95 %**

Tabelle 3: Vergleich der Sozialversicherungsbeiträge, die durch den Arbeitnehmer zu tragen sind (vgl. Arbeitsgemeinschaft Finanzen 2015; GTAI 2015: 9). Deutsche Pflegeversicherung: 0,25 % Aufschlag für Kinderlose
einberechnet. Eigene Darstellung.

Einen Überblick über das luxemburgische Steuerrecht, das generell nur geringe Unterschiede zum deutschen Steuerecht aufweist, bietet die luxemburgische Regierung an
(vgl. Le Governement du Grand-Duché de Luxembourg 2014: 26f). Dort finden sich konkrete Informationen zu den luxemburgischen Steuerklassen oder dem Verfahren der
Doppelbesteuerung in Luxemburg und Deutschland (vgl. BMF 2011). Für den im Rahmen
dieser Arbeit gezeigten Vergleich ist lediglich relevant, dass Grenzpendler, die in Luxemburg arbeiten und in Deutschland leben, grundsätzlich in Luxemburg Steuern zahlen und
somit von den oben gezeigten günstigeren Lohnnebenkosten profitieren (vgl. Brandstetter 2014). Die konkrete Betrachtung der exakten Nettogehälter weist bspw. durch Zu-
schlagsberechnungen oder Steuerfreibeträge stets individuelle Differenzen auf, zum
Zweck der Vergleichbarkeit wird in der gezeigten Tabelle von einer ledigen, kinderlosen
Person ausgegangen, was in beiden Ländern der Steuerklasse I entspricht (vgl. Le
Governement du Grand-Duché de Luxembourg 2014: 26f, vgl. Wolters 2015), ohne Berücksichtigung von Zuschlägen oder Steuerfreibeträgen. Grundlage für die luxemburgischen Steuersätze ist die Einkommensteuerreform aus dem Jahr 2011, die im offiziellen
Amtsblatt veröffentlicht wurde (vgl. Service Central de Legislation 2010: 2). Der Steuer-
satz in Luxemburg ist in vordefinierten Jahreseinkommensschritten und damit weniger
progressiv als in Deutschland gestaffelt, der Spitzensteuersatz beträgt 39 % (vgl. ebd.).
Vor allem in den Dienstjahren vor den in der Tabelle grau unterlegten Gehaltstufenerhö-
hungen in Deutschland (z.B. Dienstalter 5 oder 9) sind die Differenzen durch die automa-
tische jährliche Anpassung der Gehälter in Luxemburg besonders ausgeprägt, vor allem
in Bezug auf die Netto-Gehälter. Durch das Erreichen der höchsten Stufe der Dienstalter
nach 15 Jahren in Deutschland, welche in Luxemburg erst nach 22 Jahren erreicht wird,
klaffen die Gehälter ab diesem Zeitpunkt noch weiter auseinander, bis die Maximaldifferenz von 66,5 % (netto) erreicht ist.
Anhand des Vergleichs der weiteren finanziellen Arbeitsrahmenbedingungen, insbesondere der Zuschlagsregelung, lässt sich erahnen, dass die Berücksichtigung weiterer Aspekte der Nettolohnberechnung nicht zu Ungunsten der Grenzpendler ausfällt:

	Stationäre Langzeitpflegeeinrichtung in	
	Rheinland-Pfalz	Luxemburg
Sonntagszuschlag (monetär + Freizeitausgleich / nur monetär)	25 % / --	70 % / 170 %
Feiertagszuschlag (monetär + Freizeitausgleich / nur monetär)	35 % / 135 %	100 % / --
Nachtzuschlag	20 %	25 %
Überstundenzuschlag (wenn kein Freizeitausgleich)	30 %	50 %

Tabelle 4: Vergleich der Zuschlagszahlungen (vgl. Deutscher Caritasverband 2016b; EGCA 2014: 14f). Eigene Darstellung.

Zusätzlich ist eine Kumulierung der Zuschläge vorgesehen, sollte ein Feiertag beispielsweise auf einen Sonntag fallen, beträgt der Zuschlag in diesem Fall 170 % (100 % Feiertagszuschlag plus 70 % Sonntagszuschlag bei Freizeitausgleich). Gleiches gilt für die (zusätzliche) Kumulierung mit Nachtarbeitszeit (vgl. EGCA 2014: 14). Exemplarisch für die unterschiedlichen Arbeitsrahmenbedingungen sollen abschließend die tariflichen Regelungen in Bezug auf den Sonderurlaub gezeigt werden:

	Stationäre Langzeitpflegeeinrichtung in	
	Rheinland-Pfalz	Luxemburg
Sonderurlaub bei:		
• Eheschließung	1 Tag (nur kirchlich)	6 Tage
• Umzug	1 Tag	2 Tage
• Geburt eines Kindes	1 Tag	2 Tage

Tabelle 5: Vergleich der Höhe des Sonderurlaubs beziehungsweise der Arbeitsbefreiung bei ausgewählten Anlässen (vgl. Deutscher Caritasverband 2016c; Castegnaro 2007: 51). Eigene Darstellung.

Darüber hinaus ist die Ruhezeit in Luxemburg zum einen auf mindestens elf Stunden während einer Zeitspanne von 24 Stunden festgeschrieben (vgl. Castegnaro 2007: 45), zum anderen besteht Anspruch auf eine ununterbrochene Ruhezeit von 44 Stunden pro Woche (vgl. EGCA 2014: 9). Daraus ergibt sich ein faktischer Ausschluss des in Deutschland möglichen Wechsels von der Spätschicht an einem Tag in die Frühschicht am darauffolgenden Tag („Spät-Früh-Wechsel"). Weiterhin ergibt sich eine maximale Anzahl von fünf Diensten pro Woche hintereinander, danach muss eine Zeitspanne von knapp zwei Tagen (44 Stunden) Freizeit folgen. In deutschen Tarifverträgen ist eine solche Limitierung nicht vorgesehen (vgl. Deutscher Caritasverband 2016a).

Ein Vergleich dieser Gehälter mit denen der Luxemburg als Gesundheits- und Krankenpflege*fach*kräfte anerkannten *Infirmiers* zeigt: Diese verdienen gegenüber *Aides-Soignants*, abhängig vom Dienstalter, zwischen 730 € (Dienstalter „0") und 1.800 € (Dienstalter „26") an Bruttogrundgehalt mehr, das entspricht einer Spanne von mindestens 26 % bis hin zu knapp 38 % mehr (vgl. ausführliche Aufstellung in Anlage 1). Dem gegenüber steht eine ebenfalls vorhandene Gehaltsdifferenz zwischen der Gesundheits- und Krankenpflege und der Altenpflege in Deutschland von circa 19 % (vgl. Kristen 2015).

3 Die Altenpflege in Luxemburg

Nachdem die Gehaltsunterschiede zwischen deutschen Altenpflege*fach*kräften und luxemburgischen *Aides-Soignants* ausführlich dargestellt wurden, sollen in diesem Kapitel die Struktur sowie die Rahmenbedingungen in der luxemburgischen Altenpflege aufgezeigt werden. Innerhalb des letzten Jahrzehnts präsentierte sich Luxemburg als der größte Wachstumsmarkt in der Großregion SaarLorLux. Diese Entwicklung schließt auch die Altenpflege mit ein. So ist in Luxemburg „[...] die Beschäftigtenzahl [...] im Jahr 2011 mehr als doppelt so hoch wie noch zwölf Jahre zuvor. Insbesondere der Bereich der Altenhilfe mit den Pflegeheimen und den ambulanten Diensten hat als Beschäftigungszweig von Pflegekräften an Bedeutung gewonnen" (Lauxen und Larsen 2015: 69).

Um die Relevanz insbesondere für den deutschen Teil der SaarLorLux-Region zu verdeutlichen, sei festgehalten, dass in Luxemburg insgesamt knapp 2.300 *Aides-Soignants* in Pflegeheimen und in der ambulanten Pflege beschäftigt sind (Stand: 2011, vgl. Lauxen und Larsen 2015: 63, 68), davon sind ungefähr **450 *Aides-Soignants*** deutsche Altenpflege*fach*kräfte (vgl. Lauxen und Larsen 2015: 88). Luxemburg deckt über 42 % seines Bedarfs an Pflegekräften in Pflegeheimen mit Einpendlern aus angrenzenden SaarLorLux-Ländern wie Deutschland, Frankreich oder Belgien (vgl. Lauxen und Larsen 2015: 88). Im Vergleich zu den Settings *Krankenhaus* (dortiger Grenzpendleranteil: ca. 39 %) und *Ambulante Pflege* (ca. 24 %) stellt die *stationäre Langzeitpflege* den größten Einpendler-Anteil. Dieser Trend wird mutmaßlich verstärkt werden, entfielen doch im Jahr 2013 auf 101 Absolventen einer luxemburgischen Pflegeausbildung im gleichen Jahr 720 pflegerische Berufsanerkennungen (jeweils für alle pflegerischen Berufsgruppen) aus anderen Ländern (vgl. Lauxen und Larsen 2015: 101). Deutsche Einpendler machten im Jahr 2013 ca. 19 % der Gesamtbeschäftigten in Pflegeheimen aus, ihr Anteil ist in absoluten Zahlen zwischen 2009 und 2013 mit einem Plus von 287 Arbeitskräften am stärksten gestiegen (vgl. Lauxen und Larsen 2015: 89). Dies ist ein weiterer Hinweis für die bereits erwähnte offensichtliche Attraktivität eines Beschäftigungsverhältnisses für deutsche Altenpflege*fach*kräfte in Luxemburg. Zudem sind lediglich 4 % der Beschäftigungsverhältnisse in Luxemburg befristet (vgl. Lauxen und Larsen 2015: 93).

Die Ausbildung zum *Aide-Soignant* in Luxemburg ist mit dem Abschluss der neunten Klasse recht niederschwellig angesiedelt, die Ausbildung wird im jährlichem Rhythmus ausschließlich am Lycée technique pour Professions de santé (LTPS) angeboten (vgl. Gonon und Kraus 2003: 28). Die Ausbildungskapazitäten in Luxemburg, wie es die oben genannten jährlichen und seit mehr als einem Jahrzehnt nicht signifikant gestiegenen Absolventenzahlen zeigen, sind recht begrenzt (vgl. Lauxen und Larsen 2015: 42f). In Kombination mit den im letzten Jahrzehnt stark angestiegenen Aufwendungen der luxemburgischen Pflegeversicherung und der daraus ableitbaren stark gestiegenen Zahl von pflegebedürftigen Menschen, die auch in Pflegeheimen versorgt werden (vgl. Statec Luxemburg 2015b: 18), muss konstatiert werden, dass die luxemburgische Altenpflege auf ausländische Arbeitskräfte bzw. Einpendler angewiesen ist und es mutmaßlich auch mittel- bis langfristig bleiben wird. Insofern liegt die Stärkung und Beibehaltung attraktiver Arbeitsbedingungen samt des Gehaltsniveaus im Interesse des luxemburgischen (Alten-)Pflegesystems, um dieses in der derzeitigen Form aufrechterhalten zu können.

3.1 Die Organisation der Altenpflege in Luxemburg

Wie bereits beschrieben arbeiten deutsche Altenpflege*fach*kräfte mit dreijährigem Altenpflegeexamen in Luxemburg als Pflegehelfer, als sogenannte *Aides-Soignants*. Zusammen mit den *Infirmiers*, dem Äquivalent zu einer dreijährig ausgebildeten Gesundheits- und Krankenpflegekraft in Deutschland, führen sie die Pflege und Betreuung der Pflegeheimbewohner durch. Unterstützt werden sie dabei von weiteren Berufsbildern wie bspw.

© Springer Fachmedien Wiesbaden GmbH, ein Teil von Springer Nature 2019
B. Schuh, *Die Statuspassage deutscher Altenpflegefachkräfte in Luxemburg*,
Best of Pflege, https://doi.org/10.1007/978-3-658-24736-2_3

dem *Aide-Socio Familial (ASF)*, dem Familienhelfer, der sich „an der Gestaltung des akti-vierenden Tagesablaufes [...] beteiligt" (Zitha Senior 2015) sowie von Ergotherapeuten, Physiotherapeuten oder auch Psychologen, die bei Bedarf hinzugezogen werden und das Versorgungsangebot, ähnlich wie in Deutschland, bei Bedarf und auf ärztliche Ver-ordnung hin ergänzen.

Aides-Soignants beteiligen sich an der Umsetzung und Aktualisierung eines bewohner-orientierten Betreuungskonzeptes (vgl. Zitha Senior 2015). Weiterhin besteht ihre Aufga-be in der Förderung und Erhaltung „der körperlichen und geistigen Fähigkeiten unter Be-rücksichtigung der gesundheitlichen Verfassung, der kognitiven und psychomotorischen Ressourcen des Bewohners" (Zitha Senior 2015). Ähnlich formulieren es die beiden größten luxemburgischen Altenhilfe-Anbieter Servior und Sodexo in ihren jeweiligen Stel-lenanzeigen. Servior gibt die Aufgaben eines *Aide-Soignant* mit der „Hilfestellung bei den Aktivitäten des täglichen Lebens (Hygiene, Mobilität, Ernährung...)" (Servior 2015) an, weiterhin bestehen, so Servior, die Aufgaben generell in der Unterstützung der Bewoh-ner, in der Unterhaltung und Anleitung zu kreativer Beschäftigung sowie der Pflegedoku-mentation (vgl. ebd.). Noch allgemeiner formuliert Sodexo die Aufgaben des *Aide-Soignant*. Die Sicherstellung der Pflege und Betreuung, kurz einer optimalen Versorgung der Bewohner innerhalb eines multidisziplinären Teams sowie die Beteiligung an der Pflegedokumentation, werden hier als Aufgabenprofil festgehalten (vgl. Sodexo 2016, vgl. Anlage 2). Ein ausführliches und umfassendes Aufgabenprofil aller in Luxemburg aner-kannten Gesundheitsberufe bietet das luxemburgische Gesundheitsministerium (vgl. Ministére de la Sainte 2016a), allerdings ausschließlich in französischer Sprache an (vgl. Ministére de la Sainte 2016b).

Vergleicht man diese Anforderungsprofile mit den Ausbildungszielen deutscher Altenpfle-ge*hilfs*kräfte mit einjähriger Ausbildung bestehen nur wenige Unterschiede (vgl. MBFJ des Landes Rheinland-Pfalz 2005: 6). „Der einjährige Bildungsgang für Altenpflegehilfe vermittelt Kenntnisse, Fähigkeiten und Fertigkeiten für eine qualifizierte Mitwirkung bei der Betreuung, Versorgung und Pflege gesunder und kranker älterer Menschen und be-fähigt dazu, insbesondere pflegerische und soziale Aufgaben unter Anleitung einer Pfle-gefachkraft wahrzunehmen" (MBFJ des Landes Rheinland-Pfalz 2005: 6). Die in Stellen-anzeigen für Altenpflege*hilfs*kräfte in Deutschland formulierten Anforderungen wie die Unterstützung bei der Körperpflege der Bewohner oder das Betreuen und Begleiten im Alltag sind mit den luxemburgischen *Aides-Soignants* nahezu identisch (vgl. Pro Seniore 2015a).

Dagegen fallen den Pflege*fach*kräften (*Infirmiers* in Luxemburg, Altenpflege*fach*kräfte in Deutschland) in erster Linie die Steuerung des Pflegeprozesses sowie die Erstellung, die Aktualisierung und die verantwortliche Umsetzung der Pflegeplanung zu. Ihnen obliegt auch jeweils die Überwachung der nachgeordneten Mitarbeiter im Rahmen der Gesamt-verantwortung für den Pflegeprozess (vgl. Pro Seniore 2015b, vgl. Zitha Senior 2015). Wie bereits beschrieben arbeiten in luxemburgischen Pflegeheimen ca. 42 % ausländi-sche Pflegekräfte, eine Aufschlüsselung nach unterschiedlichen Berufsgruppen in-nerhalb des Settings *stationäre Langzeitversorgung* liegt nicht vor; an dieser Stelle be-steht noch Forschungsbedarf (vgl. Lauxen und Larsen 2015: 69). Es gibt jedoch Hinweise darauf, dass die Quote der einpendelnden *Aides-Soignants* noch einmal höher liegen könnte als die aller Pflegekräfte: das Verhältnis zwischen Pflege*fach*kräften und Pflege-*hilfs*kräften wird für den Krankenhaussektor mit 5,7 zu 1 angegeben, Sektor-übergreifend mit 2,1 zu 1; für Pflegeheime und die ambulante Pflege sind keine separaten Daten ver-fügbar (vgl. Lauxen und Larsen 2015: 68). Dies legt jedoch den Schluss nahe, dass in diesen beiden Sektoren der Anteil der Pflege*hilfs*kräfte nahe an einem Eins-zu-Eins-Verhältnis oder gar darunter liegen muss, um die Differenz zwischen Krankenhaussektor und Gesamtverhältnis zu erklären. Diese Feststellung ist für die folgende Betrachtung nicht unerheblich: Die Anfrage an eine Pflegedienstleitung in einem luxemburgischen Pflegeheim (aus forschungsethischen Aspekten ohne Namensnennung) ergibt, dass in der Berufsgruppe der *Aides-Soignants* unterschiedliche Personen aus unterschiedlichen Nationen mit unterschiedlichen Ausbildungsniveaus zusammenarbeiten – unter identischen Arbeitsrahmenbedingungen. Demnach arbeiten in Luxemburg *Aides-Soignants* aus unterschiedlichen Nationen mit unterschiedlichen Qualifikationen zusammen, so dass sich die Frage stellt, wie sich die in Deutschland ausgebildeten Altenpflege*fach*kräfte in diesen impliziten Qualifikationsmix innerhalb dieser einen Berufsgruppe einfügen. In Luxemburg als *Aide-Soignant* arbeitende deutsche Altenpflege*fach*kräfte unterliegen also nicht nur einer offensichtlichen Statuspassage, da sie trotz nahezu identischer Qualifikation nicht die Aufgaben eines *Infirmiers* wahrnehmen dürfen, sondern sie arbeiten innerhalb der Berufsgruppe der *Aides-Soignants* mit Kollegen zusammen, deren Qualifikationsniveau teilweise deutlich unterhalb des eigenen liegt. So stehen ausgebildete luxemburgische Pflege*helfer* formal auf der gleichen Qualifikations- und auch Gehaltsstufe wie die in Deutschland ausgebildeten Altenpflege*fach*kräfte, Mitarbeiter also, denen sie in einem deutschen Pflegeheim weisungsbefugt wären. Inwieweit dieser Umstand deutsche Altenpflege*fach*kräfte in Luxemburg hinsichtlich ihrer Arbeitszufriedenheit beeinträchtigt, wird mit der Bearbeitung der vierten aufgestellten Hypothese eruiert.

Zur empirischen Untersuchung der dargelegten Phänomene ist es zunächst erforderlich, grundlegende theoretische Überlegungen voranzustellen, um diese Phänomene mit den befragten Personen thematisieren zu können. Bevor im Folgenden Grundlagen zur Definition des sozialen Status' und der Statuspassage, zum Themenkomplex *Coping* sowie zu den Konstrukten Arbeitszufriedenheit und Arbeitsmotivation zusammengetragen werden, möchte ich zunächst einige Anforderungen an einen deutschen Grenzpendler aufzeigen, die entscheidende Faktoren für eine Beschäftigung in Luxemburg sein könnten. Denn die dortigen sehr guten Verdienstmöglichkeiten bringen luxemburgische Pflegeeinrichtungen in die Position, eine Auswahl der am besten geeigneten Altenpflege*fach*kräfte aus Deutschland treffen zu können.

3.2 Anforderungen an deutsche Grenzpendler in Luxemburg

Auf der formalen Seite ist zur Berufsausübung in Luxemburg zunächst ein Antrag zur Anerkennung des außerhalb Luxemburgs erworbenen Berufsabschlusses beim luxemburgischen Gesundheitsministerium einzureichen (Vgl. Ministère de la Sainte 2015). Darin sind neben der beruflichen Qualifikation und der Berufserfahrung auch die erworbenen Sprachkenntnisse anzugeben, aber nicht nachzuweisen (vgl. ebd.: Unterpunkt 5). Liegt diese Anerkennung vor, ist die Erlaubnis zur Berufsausübung in Luxemburg zu beantragen, die neben der Anerkennung des Berufsabschlusses ein ärztliches Attest über die psychische und physische Gesundheit, ein einwandfreies polizeiliches Führungszeugnis sowie die Begleichung einer Bearbeitungsgebühr erfordert (vgl. ebd.). Sind diese formalen Anforderungen erfüllt, stellen sich für deutsche Altenpflege*fach*kräfte zwei mögliche Hindernisse für das Arbeiten in Luxemburg dar.

3.2.1 Die Sprachproblematik

Das Arbeiten in einem anderen Land erfordert in der Regel Sprachkenntnisse der Amtssprachen des jeweiligen Landes. In Luxemburg ist dies neben Deutsch auch Luxemburgisch und Französisch. Luxemburgische Pflegeheime legen – ausgehend von ihren Stellenanzeigen – großen Wert auf das Beherrschen der luxemburgischen Sprache, die neben einer weiteren Sprache (Deutsch oder Französisch) beherrscht werden sollte (vgl. Servior 2015, vgl. Sodexo 2015). Das Abprüfen entsprechender Sprachkenntnisse geschieht am ehesten im Rahmen eines Bewerbungsgespräches, da die Sprachkenntnisse zunächst nur durch den Bewerber selbst eingeschätzt, aber nicht nachgewiesen werden müssen (vgl. Kapitel 3.2).

Christian Wille hat die Grenzgängerströme in der SaarLorLux-Region mithilfe einer standardisierten Befragung (n = 458, vgl. Wille 2012: 96) untersucht. Er kategorisiert die Teilnehmer nach Branchen, nicht nach Berufsgruppen, dennoch sind „[i]n Luxemburg [...] besonders viele Befragte im sozialen Bereich vertreten [...]." (Wille 2012: 101), so dass die Ergebnisse dieser Untersuchung im Rahmen dieser Arbeit Berücksichtigung finden sollen. Bei den im empirischen Teil dieser Arbeit einbezogenen Pflegeheimen, die unmittelbar an der deutschen Grenze liegen, sollte die Sprachproblematik eine eher untergeordnete Rolle spielen, da zumindest das Verständnis der luxemburgischen Sprache für die meisten Grenzpendler aus den grenznahen Landkreisen wie der Vulkaneifel, Bitburg-Prüm oder Trier-Saarburg aufgrund ähnlicher Dialekte ohnehin gegeben sein sollte (vgl. Wille 2012: 259f, 263). Trotz der oben angesprochenen, offenbar vorhandenen Relevanz ist das Erlernen der luxemburgischen Sprache bei Grenzpendlern aus Deutschland nicht sehr ausgeprägt, lediglich 13 % der Pendler besuchen einen entsprechenden Sprachkurs (vgl. Wille 2012: 268). Durch die verschiedenen Sprachen am Arbeitsplatz werden allerdings auch Informationen missverstanden und es entstehen Fehler (vgl. Wille 2012: 270), Punkte, die bei der Arbeit mit pflegebedürftigen Menschen möglichst vermieden werden sollten, vor allem dann, wenn der Grund für Fehler die mangelnde sprachliche, nicht die fachliche Kompetenz ist (vgl. Wille 2012: 271). Es ist davon auszugehen, dass die französische Sprache in den grenznahen luxemburgischen Pflegeheimen von geringerer Bedeutung ist als weiter landeinwärts (vgl. Wille 2012: 262). Französisch sprechen und verstehen zu können, wird von vielen Grenzpendlern jedoch als nützliche und erstrebenswerte Kompetenz angesehen (vgl. Wille 2012: 266).

3.2.2 Das Berufspendeln

Neben der möglichen Sprachproblematik stellt das Berufspendeln die zweite potentielle Schwierigkeit bzw. Belastung für die deutschen Grenzgänger dar. Die durchschnittlich zurückgelegte einfache Strecke für einen Luxemburg-Pendler (branchenunabhängig) betrug Mitte der neunziger Jahre 34 Kilometer (vgl. Fehlen 1997: 7), in Willes Studie sind Werte von 42,7 km und 41,5 Minuten für in Rheinland-Pfalz wohnende Grenzpendler und 55,5 km und 46,4 Minuten für im Saarland wohnende Grenzpendler angegeben (vgl. Wille 2012: 102). Jedoch wohnen die in Luxemburg beschäftigten Rheinland-Pfälzer zu über 70 % in unmittelbarer Grenznähe von weniger als 20 km (vgl. ebd.). Die Zeitangabe ist für die zumeist der Schichtarbeit unterliegenden Pflegekräfte möglicherweise nochmals geringer, da sie zu verkehrsarmen Zeiten – das Hauptverkehrsmittel ist zu über 90 % der eigene Pkw (vgl. Schmitt 2011: 7, vgl. Wille 2012: 228) – zur Arbeit und zurück fahren. Damit ist der Weg zur Arbeit für Grenzpendler zwar nicht länger oder zeitaufwändiger als der im Mikrozensus als „Pendler" definierten Wegstrecke (vgl. Rapp 2003: 6, vgl. Stutzer und Frey 2004: 4, 30), allerdings fallen die im Saarland wohnenden Grenzpendler mit 55,5 km einfacher Wegstrecke in die Kategorie der Fernpendler (vgl. Schneider et al. 2008: 113) und sind damit täglich so lange unterwegs, dass Sie mutmaßlich höheren psychischen wie physischen Belastungen unterliegen. Laut Stutzer und Frey (2004: 5) berichten 50 % der Pendler, die mehr als 30 Minuten unterwegs sind, von geringen, 19 % sogar von großen „mental and physical burden" (Stutzer und Frey 2004: 5).

Das tägliche Pendeln belastet auch in gesundheitlicher Hinsicht. So hat bspw. Rapp (2003: 46) Hinweise auf das verstärkte Auftreten von psychosomatischen Krankheiten sowie einer stärkeren psychischen Belastung allgemein bei Berufspendlern gefunden. Bickle (2005: 69) sieht bei Berufspendlern höhere Erkrankungsraten, insbesondere in den Bereichen Hypertonie, Infektionsgefahr, Arthrosen oder Rückenbeschwerden. Subjektiv ergibt sich jedoch ein anderes Bild, befragt man die deutschen Grenzpendler nach Luxemburg, über alle Berufsgruppen hinweg: „Gesundheitliche Probleme durch die Grenzgängerbeschäftigung sind den Umfrageergebnissen zufolge weniger stark ausgeprägt. Jedoch erfährt die Aussage, dass man durch die Tätigkeit als Grenzgänger gestresst sei, ‚teils, teils' eine Zustimmung [...]." (Wille 2012: 226). Angemerkt sei angesichts dieser Befragungsergebnisse, dass es sich in Bezug auf die Einschätzung des Gesundheitszustandes um reine Selbsteinschätzungen der Befragten handelt. Objektiv gesehen fehlen pendelnde Grenzgänger jedoch häufiger krankheitsbedingt am Arbeitsplatz (vgl. Wille 2012: 229). Eine erhöhte, durch das regelmäßige Pendeln erworbene Stressresistenz der Grenzpendler konnte – wiederum nach Selbsteinschätzung der Grenzgänger – nur teilweise bestätigt werden (vgl. ebd.).

Die mit dem Pendeln einhergehenden finanziellen Belastungen finden in diesem Rahmen eine nur untergeordnete Berücksichtigung. Die zurückgelegten Wegstrecken unterscheiden sich nur in geringem Maße von denen der Berufspendler innerhalb Deutschlands, darüber hinaus sind die Kosten für Kraftstoff in Luxemburg um ca. 20 % geringer sind als in Deutschland (vgl. Gengler 2015: 8), was die direkt wahrnehmbaren finanziellen Kosten des Berufspendeln abmildert.

Ob die genannten Aspekte des Berufspendelns für deutsche Altenpflege*fach*kräfte in Luxemburg relevant sind oder gar ein Entscheidungskriterium bei der Abwägung des Wechsels nach Luxemburg darstellen, soll im Rahmen dieser Arbeit nachgegangen werden.

4 Theoretischer Hintergrund

Im Rahmen dieser Arbeit wird auf pflegewissenschaftliche Bezugswissenschaften zurückgegriffen, um die nötigen theoretischen Grundlagen der empirischen Befragung der deutschen Altenpflege*fach*kräfte in Luxemburg zu schaffen. Sie sollen die für die Argumentationsfolge und Hypothesenprüfung relevanten Aspekte theoretisch einrahmen. Das Spannungsfeld, in dem sich die deutschen Altenpflege*fach*kräfte, die als *Aides-Soignants* in Luxemburg arbeiten, bewegen, wirft einige spezielle Fragen auf, die in dieser Konstellation nur für diese Berufsgruppe und nahezu nur in der SaarLorLux-Region gelten. In der Schweiz, wo in den Gesundheitsfachberufen ein ähnlich großer Bedarf und ähnliche gute Verdienstmöglichkeiten für deutsche Grenzpendler herrschen, konnte das deutsche Altenpflegeexamen bis Ende 2013 als der Gesundheits- und Krankenpflege gleichwertig anerkannt werden. Seit 2014 werden deutsche Altenpflege*fach*kräfte nur noch als „Fachfrau/Fachmann Betreuung EFZ (FaBe) Fachrichtung Betagtenbetreuung" anerkannt und damit auf dem Qualifikationsniveau von Betreuungskräften ohne pflegerische Tätigkeiten verortet (vgl. SBFI 2013). Durch die Neueinführung dieser Regelung könnten deutsche Altenpflege*fach*kräfte in der Schweiz eine ähnliche Statuspassage durchlaufen, wie es in Luxemburg bereits seit Jahrzehnten der Fall ist. Im Unterschied zu Luxemburg erwägt die Schweiz allerdings, die Anerkennung der deutschen Altenpflege*fach*kräfte als „Fachfrau / Fachmann Langzeitpflege und Langzeitbetreuung" und ermöglicht außerdem die niederschwellige Nachqualifizierung hin zu den schweizerischen Qualifikationen (vgl. SBFI 2013).

Im Folgenden sollen die theoretischen Grundlagen in dem für diese Arbeit notwendigen Umfang dargelegt werden, die zur Überprüfung der genannten Hypothesen erforderlich sind. Der soziologische Begriff der Statuspassage soll in Kapitel 4.1 erläutert werden. Die sozial-strukturell indizierte Statuspassage, die den Berufswechsel einschließt, beruht zumeist auf der eigenen Entscheidung und persönlichen Abwägung einer Person und ist daher im Gegensatz zu anderen Arten der Statuspassage in größerem Maße willentlich steuerbar und kontrollierbar, also durch Entscheidungsprozesse geprägt. Dadurch rücken die psychologischen Prozesse der Arbeitsmotivation und der Arbeitszufriedenheit, aber auch der Aspekt der Entscheidungsfindung in den Mittelpunkt, die eine soziologische Statuspassage initiieren können. So soll auch der Einfluss der Einkommenshöhe auf die Arbeitsmotivation in den Kapiteln 4.2 und 4.3 von arbeitspsychologischer Seite her beleuchtet werden. Anschließend sollen die Bewältigungsstrategien, das Coping, das als Prozess zeitlich nach der vollzogenen Statuspassage anzusiedeln ist, als eine weitere psychologische Komponente dargestellt und erläutert werden. Coping tritt für deutsche Altenpflege*fach*kräfte in der Situation der Beschäftigung als *Aide-Soignant* in Luxemburg auf, weil das Durchlaufen dieser beruflichen Statuspassage eine Passage in zweierlei Hinsicht darstellt: Zum einen ergibt sich durch den Wechsel in ein luxemburgisches Pflegeheim ein deutlicher Einkommensanstieg (vgl. Kap. 2.3), wobei fraglich ist, ob dadurch ein höherer gesellschaftlicher Status erreicht wird. Zum anderen bedingt die Tätigkeit als *Aide-Soignant* anstatt als Altenpflege*fach*kraft eine Degradierung bzw. Abwertung der eigenen Qualifikation. Coping-Effekte könnten also gerade in Bezug auf den letztgenannten Aspekt auftreten.

4.1 Sozialer Status und Statuspassage

Der Begriff der Statuspassage basiert auf dem Begriff des *sozialen Status'*, daher soll zunächst dessen Bedeutung im soziologischen Sinne geklärt werden. Überwiegend gibt der *Status* die Hierarchie sozialer Wertschätzung in einem sozialen System wieder und bezeichnet anhand eines Kriteriums wie bspw. Besitz, Beruf oder Macht die Wertschätzung, die ein Individuum gegenüber einem anderen genießt (vgl. Fuchs-Heinritz et al.

© Springer Fachmedien Wiesbaden GmbH, ein Teil von Springer Nature 2019
B. Schuh, *Die Statuspassage deutscher Altenpflegefachkräfte in Luxemburg*,
Best of Pflege, https://doi.org/10.1007/978-3-658-24736-2_4

2011: 653) und ist damit der Definition des *sozialen Status'* sehr ähnlich, der die mehr oder minder hohe Stellung einer Person gegenüber einer anderen in einem Sozialsystem hinsichtlich bspw. der Höhe des Einkommens, der Macht oder des Ansehens bezeichnet (vgl. Kopp und Schäfers 2010: 315f). Die in dieser Arbeit untersuchten Altenpflege*fach*kräfte weisen zudem eine gewisse Statusdiskrepanz auf (vgl. Kopp und Schäfers 2010: 316), da sie einerseits unterhalb ihres Ausbildungsniveaus als Hilfskräfte beschäftigt werden, andererseits ein höheres Einkommen als zuvor erzielen.

Der Übergang von einem sozialen Status in einen anderen wird als Statuspassage bezeichnet. Eine Statuspassage meint einen Wendepunkt im individuellen Lebenslauf, wobei die Reichweite sowie die Verarbeitung dieses Wendepunkts sozial geprägt sind. Mit anderen Worten bezeichnen Statuspassagen Übergänge im Lebenslauf, also den Übergang von einem gesellschaftlichen Status in einen anderen (vgl. Hoerning 1978: 255). Die soziale Prägung verweist in diesem Zusammenhang darauf, dass jeder Lebenslauf, betrachtet man ihn als Sequenz von Statuskonfigurationen und nicht nur als Lebenszyklus oder Altersgraduierung (vgl. Heinz 2001: 5), stets dem sozialen Wandel und damit gesamtgesellschaftlichen Tendenzen und Umstrukturierungen unterliegt (vgl. Hoerning 1978: 253). Statuspassagen, also grundlegende Veränderungen hinsichtlich des Lebenslaufs einer Person, können sich grundsätzlich auf verschiedenen Ebenen abspielen, denn „[s]uch passages may entail movement into a different part of social structure; or a loss or gain of privilege, influence, or power, and a changed identity and sense of self, as well as changed behavior" (Glaser und Strauss 1971: 2). Grundlage dieser Betrachtung ist die Annahme, dass der soziale Status neben zugeschriebenen auch erwerbbaren und damit veränderbaren Aspekten unterliegt (Hoerning 1978: 253).

Je nach Herangehensweise an den Lebenslauf rücken unterschiedliche Auslöser für eine Statuspassage in den Fokus, die Hoerning (1978) zusammengefasst hat. Sie unterscheidet zwischen

- alterschronologischen Statuspassagen (z.B. der Übergang von Kindheit zu Jugendalter),
- sozial-strukturell induzierten Statuspassagen (z.B. der Berufswechsel oder Arbeitslosigkeit),
- Statuspassagen als Kombination der beiden erstgenannten Punkte (z.B. Heirat und der Entschluss, Kinder zu haben) sowie zwischen
- Statuspassagen, die aufgrund eines unerwünschten und ungeplanten Ereignisses ausgelöst werden können (z.B. Krankheit, Tod oder Verurteilung) (vgl. Hoerning 1978: 255).

Im Rahmen dieser Arbeit stellt der maßgebliche Aspekt die sozial-strukturell indizierte Statuspassage dar, da ein Arbeitsplatzwechsel mit teilweise spezifischen Charakteristika (z.B. Wechsel des Arbeitsortes in einen anderen EU-Staat, Veränderung des beruflichen „Stellenwertes", sprachliche und kulturelle Anpassungen) untersucht werden soll. Diese Veränderungen sind in der Regel langfristiger Natur, da die Grenzpendler längerfristig in Luxemburg arbeiten (vgl. Wille 2012: 210f). Somit handelt es sich um eine willentlich herbeigeführte berufliche Veränderung, die alterschronologisch im Berufsleben/Erwachsenenalter stattfindet. „Individuelle Lebensläufe folgen nicht mehr festen Bahnen, sondern bestehen aus flexiblen und selbstverantwortlichen biographischen Arrangements [...]" (Heinz 2001: 5). Auf der Mikroebene werden sozial-strukturell indizierte Statuspassagen von den Akteuren willentlich mitbestimmt oder initiiert, auf der Makroebene hingegen beziehen sie sich auf institutionell bedingte Übergänge im Lebenslauf (vgl. Heinz 1996: 58f, ausführlich zur Lebenslauftheorie unter Einbeziehung von Sta-

tuspassagen und Übergängen im Lebenslauf siehe beispielsweise Sackmann und Wingens (2011: 17ff)).
Im Kontext dieser Arbeit spielen die durchaus veränderbaren Aushandlungsprozesse auf der Mikroebene sowie das Ausmaß der Einbindung in soziale Netzwerke und Institutionen auf der Makroebene eine zentrale Rolle für die hier untersuchte Statuspassage der Berufsgruppe der Altenpflege*fach*kräfte. Von Interesse ist, entsprechend der Definition der Statuspassage, der Prozess des Übergangs von einem Status in den anderen (vgl. Fuchs-Heinritz et al. 2011: 656) und die Frage, ob und wie dieser Prozess als solcher wahrgenommen wird. Ob sich der untersuchte Berufs- und Einkommenswechsel neben dem Aspekt „Arbeit/Beruf" ebenfalls auf andere Sequenzen der Statuskonfiguration auswirkt, bleibt abzuwarten, da „Individuen [...] gleichsam im biographischen Nacheinander und teilweise simultan eine Vielzahl institutioneller Felder [durchlaufen]" (Heinz 2001: 6). Gerade unter Berücksichtigung der Status-Veränderungen, der sich in Luxemburg arbeitende, deutsche Altenpflege*fach*kräfte gegenübersehen, ist die Frage von Interesse, ob sich ebenfalls Veränderung hinsichtlich von Einfluss und Macht innerhalb der beruflichen Tätigkeitsausübung ergeben und wie diese durch die Altenpflege*fach*kräfte erlebt bzw. eingeschätzt werden. Möglicherweise erstrecken sich solche Veränderungen auch in andere die Bereiche wie Familie oder Bildung.

4.2 Finanzielle Entlohnung und Arbeitsmotivation

Um der Frage der „Motivationsfähigkeit" von Geld nachgehen zu können, sollen im Folgenden zunächst die Zusammenhänge zwischen Motiv, Verhalten und Motivation dargestellt werden. Es existieren eine Reihe von unterschiedlichen Theorien zur Motivation allgemein und zur Arbeitsmotivation im Speziellen, die von der These ausgehen, dass „Motivation durch die Existenz von Bedürfnissen sowie durch wahrgenommene Möglichkeiten zur Bedürfnisbefriedigung ausgelöst und gesteuert wird" (Drumm 2005: 471). Folgendes Schaubild stellt die Zusammenhänge, die den Prozess der Motivation beeinflussen, übersichtlich dar:

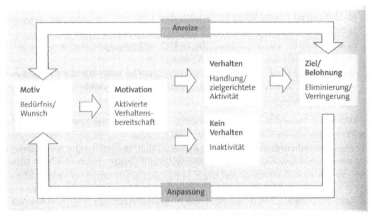

Abbildung 2: Zusammenhänge im Prozess der Motivation. Quelle: Olfert 2012: 256.

Grundsätzlich problematisch, da nicht einheitlich, ist der Zusammenhang zwischen Verhalten und Motiv. So kann Verhalten durch verschiedene Motive veranlasst sein, ebenso wie ein Motiv unterschiedliches Verhalten auslösen kann, wodurch eine eindeutige Zuordnung von Motiv und Verhalten nicht immer möglich ist (vgl. Drumm 2005: 471). Durch die Aktivierung und bestenfalls Begeisterung der Mitarbeiter für die unternehmerischen

Ziele soll ihr Verhalten dahingehend beeinflusst werden, dass sie sich mit den unternehmerischen Zielen identifizieren und diese verfolgen. Der Antrieb des Mitarbeiters wird durch die Kombination der unternehmerischen Interessen mit den persönlichen Interessen des Mitarbeiters erreicht (vgl. Sobe 2012: 20). Geld bzw. Entlohnung für verrichtete Arbeit stellt unter anderem ein Maßstab für erbrachte Leistungen dar und ist auch ein Symbol für Status, Ansehen, Macht und Sicherheit (vgl. Nicolai 2009: 138). Da „[j]eder Mensch [...] seine ganz individuelle Einstellung zum Thema Geld [besitzt], [...] wird dessen Bedeutsamkeit auf unterschiedliche Art und Weise wahrgenommen und grundverschieden bewertet" (Sobe 2012: 103). Bereits an dieser Stelle wird deutlich, dass der hohe Gehaltsunterschied zwischen Luxemburg und Deutschland nicht per se motivierend auf die Altenpflege*fach*kräfte wirken muss. Vielmehr ist entscheidend, wie die Bedeutung von Geld als Entlohnung und im Kontext von Ansehen und Status von der einzelnen Person individuell wahrgenommen und bewertet wird.

Hinsichtlich der unterschiedlichen Motive kann das Leistungsmotiv mit dem Geldmotiv eng verbunden sein, nämlich dann, wenn Geld als Maßstab zur Beurteilung der eigenen Leistung im Vergleich zur Leistung anderer Mitarbeiter dient (vgl. Nicolai 2009: 139). Dieser Aspekt könnte bei der subjektiven Einordnung der deutschen Altenpflege*fach*kräfte in Relation zu anderen *Aides-Soignants* und *Infirmiers* relevant werden. Ein direkter Vergleich der Leistung einer Altenpflege*fach*kraft mit der einer *Aide-Soignant* ist demnach hinsichtlich quantitativ erfassbarer Kriterien nicht ohne Weiteres möglich. Das Leistungsmotiv könnte sich allerdings im Kontext dieser Arbeit darauf beziehen, dass der Wechsel nach Luxemburg erfolgreich vollzogen wurde, da man sich gegen Mitbewerber um die Arbeitsstelle durchsetzen konnte. Das nun erzielte, im Vergleich zu Deutschland höhere Gehalt könnte ein nun zuteilgewordenes Gerechtigkeitsgefühl bedienen, da Arbeitnehmer das Gehalt auch unter dem Gesichtspunkt der Relation zwischen Einsatz und Ertrag beurteilen (vgl. Ridder 2013: 234).

Der Gerechtigkeitsaspekt spielt mutmaßlich auch dann eine Rolle, wenn die Altenpflege*fach*kraft bereits als *Aide-Soignant* in Luxemburg arbeitet, da die subjektive Einschätzung von Gerechtigkeit auch einen relativen Vergleich zu anderen Arbeitnehmern inkludiert (vgl. Sobe 2012: 109). Die Frage nach der subjektiv als gerecht empfundenen Bezahlung im Vergleich zu anderen *Aides-Soignants* und *Infirmiers* stellt sich unter diesem Gesichtspunkt also erneut. Denn Spannungen entstehen weniger im Hinblick auf die absolute Gehaltshöhe, sondern bezogen auf relative Vergleiche (vgl. Ridder 203: 234, vgl. Von Rosenstiel 2001: 131f). In diesem Zug ist ebenso die Abgrenzung der Tätigkeiten zu den besser bezahlten *Infirmiers* interessant, die der gleichen, eben dargestellten Überlegung aus dem anderen Blickwinkel folgt: Die Tätigkeitsprofile beider Berufsgruppen, *Infirmier* und *Aide-Soignant*, sind in Luxemburg rechtlich klar geregelt, deren Missachtung kann ernsthafte Sanktionen nach sich ziehen (vgl. MFI 2016a und 2016c). Bereits hier taucht die Frage auf, wie deutsche Altenpflege*fach*kräfte mit dieser Situation umgehen, wie sie diese wahrnehmen und ob sie diese für problematisch halten. Dieser Frage wird in Kapitel 4.4 nachgegangen.

Grundsätzlich kann die Arbeitsmotivation sowohl durch intrinsische als auch durch extrinsische Faktoren beeinflusst werden. Sind Mitarbeiter intrinsisch motiviert, erleben sie ihre Arbeit selbst als zufriedenstellendes Ereignis. Im Pflegekontext können solche Ereignisse beispielsweise positive Rückmeldungen von Patienten oder Bewohnern oder wertschätzende Äußerungen von Angehörigen oder von Vorgesetzten sein (vgl. Sobe 2012: 23, vgl. Kapitel 2.3). Die durch die engen Rahmenbedingungen verursachten Schwierigkeiten für Altenpflege*fach*kräfte, sich ihrer Qualifikation entsprechend einzubringen, wurden bereits thematisiert und erhalten im Rahmen der hohen Relevanz der intrinsischen Motivation für die Arbeitsmotivation ein größeres Gewicht. „Je höher die intrinsische Leis-

tungsmotivation bei einem Menschen ausfällt, desto engagierter und angestrengter wird einer Arbeitsaufgabe nachgegangen. Die erzielte Bezahlung dient dabei nur dem Leistungsvergleich mit anderen Arbeitnehmern" (Sobe 2012: 23). Anspruchsvolle Aufgabenstellungen wirken dabei motivierend (vgl. ebd.), ein im Hinblick auf die fachliche Degradierung der deutschen Altenpflege*fach*kräfte bedeutsamer Punkt. Wird die Grenze hin zur Überbelastung und Überforderung hinsichtlich von Arbeits- und auch Verantwortungsmenge überschritten, hat – gerade im Altenpflegebereich – auch die Identifikation mit der Wichtigkeit der Arbeit im motivatorischen Kontext ihre Grenzen. Die Kombination mit dem Fehlen geeigneter extrinsischer Motivationsfaktoren wie einem als gerecht empfundenen Gehalt kann sich negativ auf die Arbeitsmotivation auswirken und letztlich zu erhöhter Fluktuation führen (vgl. Sobe 2012: 25f) – ein Grundproblem deutscher Altenpflegeeinrichtungen entlang der luxemburgischen Grenze in Deutschland. Wie die Untersuchung von Wille (2012) nahelegt, handelt es sich bei Grenzpendlern eher um erfahrene Mitarbeiter mit einer Berufserfahrung von durchschnittlich zehn Jahren, die an ihrer deutschen Arbeitsstelle verantwortungsvolle Tätigkeiten vollzogen haben. Vor allem der Verlust von Wissen und Erfahrung, die wegen der Arbeitsmarktsituation im deutschen Pflegesektor nur schwer kompensierbar sind, stellen mutmaßlich einen großen Verlust für die deutschen Einrichtungen und letztlich für die dortige Pflegequalität dar.
Möglicherweise hat das deutlich höhere Gehalt in luxemburgischen Altenpflegeeinrichtungen nur einen geringen Einfluss auf die Arbeitsmotivation der deutschen Altenpflege*fach*kräfte, sondern bietet mit Blick nach Luxemburg eher eine direkte Vergleichsmöglichkeit, wie altenpflegerische Tätigkeit gerechter entlohnt werden kann. Sobe hält dazu fest, dass „[h]ohe Gehälter [...] keine überdurchschnittliche Motivation aufkommen [lassen]" (Sobe 2012: 110). Bietet andererseits ein Unternehmen keinerlei weitere motivierende Faktoren außer dem monetären Aspekt an, kann das zum Ausstieg hervorragender Mitarbeiter führen (vgl. Sobe 2012: 110).
Rheinberg fasst die Komplexität des Begriffs der Motivation wie folgt zusammen: „Der Motivationsbegriff ist [...] eine Abstraktionsleistung, mit der von vielen verschiedenen Prozessen des Lebensvollzugs jeweils diejenigen Komponenten oder Teilaspekte herausgegriffen und behandelt werden, die mit der ausdauernden Zielrichtung unseres Verhaltens zu tun haben" (Rheinberg 2002: 17). Einen Überblick über die unterschiedlichen Motivationstheorien, fokussiert auf die Bedeutung der Entlohnung, folgt im nächsten Unterkapitel.

4.3 Die verschiedenen Theorien zur Arbeitsmotivation

Arbeitsmotivation bezeichnet die Beweggründe dafür, warum Menschen arbeiten und warum sie dies mit unterschiedlichem Engagement tun. Eine Unterteilung in Inhalts- und Prozesstheorien ist dabei möglich (vgl. Myers 2005: 845). Inhaltstheorien machen Aussagen über wirksame Motive, sie beschreiben, wodurch eine Person zur Arbeit motiviert wird. Eine Schwerpunktsetzung erfolgt im Hinblick auf die Person (Bedürfnisse, Motive) oder auf die situativen Bedingungen (Anreize). Prozesstheorien hingegen untersuchen, wie eine Person das erreicht, was ihr erstrebenswert erscheint. Prozesstheorien formulieren abstrakte Prinzipien des Motivationsverlaufs mit dem Fokus auf formalen Begriffen wie „Erwartungen" und „Generalisierungen" (vgl. Myers 2005: 851). Beide Theorie-Arten bieten weniger Ansatzpunkte für eine Operationalisierung, sondern vielmehr Verständnishilfen für den Prozess der Motivation (vgl. Drumm 2005: 472). Im Folgenden sollen exemplarisch bekannte Inhalts- und Prozesstheorien vor allem daraufhin untersucht werden, welche Bedeutung die Bezahlung bzw. Entlohnung auf den Prozess der Arbeitsmotivation hat, um daraus mögliche Erkenntnisse für die Fragestellung dieser Arbeit gewinnen zu können. Während die Prozesstheorien den Motivationsprozess erklären möchten, befassen sich die Inhaltstheorien dem Erklärungsversuch, welche Faktoren zu einer Leistung motivieren (vgl. Huggenberger 2014: 48). Somit scheinen die Inhaltstheorien vordergründig zur Beantwortung der Frage, ob Geld bzw. die Entlohnung als konkreter Faktor motivierend wirken kann, erfolgsversprechender zu sein.

4.3.1 Inhaltstheorien

Zunächst sei eine der bekanntesten Inhaltstheorien, die Theorie der Bedürfnishierarchie nach Maslow, erwähnt. Maslow staffelt die Bedürfnisbereiche hierarchisch hinsichtlich ihrer Dringlichkeit und differenziert dabei zwischen Defizit- und Wachstumsbedürfnissen:

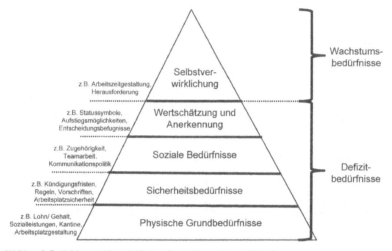

Abbildung 3: Bedürfnispyramide nach Maslow. Quelle: Huggenberger 2014: 49.

Neben der nahezu obligatorischen Befriedigung der physischen Grundbedürfnisse, in denen die Entlohnung durch das Erzielen eines Gehalts für die Sicherstellung von ausreichender Nahrung notwendig ist, spielt das Bedürfnis nach Wertschätzung und Anerkennung (Stufe 4 der Pyramide), das neben der Wertschätzung auch Prestige oder Unabhängigkeit beinhaltet, eine beachtenswerte Rolle. Hier kann der Arbeitgeber entweder bspw. durch Lob oder Aufstiegsmöglichkeiten oder aber direkt durch die finanzielle Gestaltung des Gehalts als Anerkennung von Leistung eingreifen (vgl. Freund et al. 1993: 119). Zu beachten ist jedoch, dass sich ein zu geringes Gehalt demotivierend auswirken kann, wohingegen ein als gerecht empfundenes Gehalt lediglich dazu dient, Zufriedenheit zu generieren, jedoch nicht dazu, eine größere Arbeitsmotivation zu erreichen (vgl. Knoblauch 2004: 107). Einige Aspekte wie die Arbeitsplatzsicherheit, die die Ebene der Sicherheitsbedürfnisse (Stufe 2) betreffen, sind im Kontext dieser Arbeit lediglich insofern von Interesse, solange sie sich auf die Arbeitsplatzsicherheit der Stelle als *Aide-Soignant* in Luxemburg beziehen. Die Gefahr von dauerhafter Arbeitslosigkeit ist in Anbetracht der aktuellen Arbeitsmarktlage für Pflege*fach*kräfte zumindest in Deutschland nicht zu erwarten. Die bereits vielfach angesprochene Wertschätzung sowie der erlebte Wert der Nützlichkeit der Dienstleistung (emotional attachment) sind auch in Maslows Theorie von Bedeutung und stehen hierarchisch über den finanziellen Anreizen, können jedoch auch durch finanzielle Entlohnung zum Ausdruck gebracht und unterstützt werden (vgl. bspw. Offe und Stadler 1980: 66). Maslow postuliert, dass zunächst die unteren Stufen der Bedürfnisse befriedigt sein müssen, um die höheren Stufen überhaupt bedienen zu können.

Ungeachtet dieses – oftmals als zu statisch und empirisch nur wenig überprüfbar kritisierten – hierarchischen Aufbaus der Theorie, wonach „[...] das jeweils höhere Motiv nur dann handlungsrelevant ist, wenn die tieferliegenden befriedigt sind" (Eichhorn und Schmidt-Rettig: 31), kann die finanzielle Entlohnung somit mehrfach Einfluss auf die verschiedenen Ebenen der Pyramide nehmen. Weiterhin ist für die Motivation entscheidend, eine Handlung durchzuführen, die tatsächlich zur Bedürfnisbefriedigung führt (vgl. Drumm 2005: 472).

Als weitere Inhaltstheorie soll die Zwei-Faktoren-Theorie von Frederik Herzberg betrachtet werden. Herzberg unterscheidet zwischen intrinsischen und extrinsischen Faktoren, die die Arbeit beeinflussen (vgl. Herzberg 1966: 71f). Intrinsische Faktoren sind auf den Inhalt der Arbeit bezogen und somit *Motivatoren*, sie beeinflussen die Arbeitszufriedenheit positiv (vgl. Abbildung 4). Sie befriedigen die Wachstumsbedürfnisse des Menschen und „verlangen nach stimulierenden Aufgaben" (Herzberg 2003: 55).

Die extrinsisch wirkenden Faktoren bezeichnet Herzberg als *Hygienefaktoren*, die auf den Kontext der Arbeit bezogen sind. Er nennt als solche bspw. das Arbeitsklima, die Unternehmenspolitik und auch die Bezahlung. Die Faktoren haben dabei nur eine Hauptwirkungsrichtung: Hygienefaktoren können bei Vorhandensein keine Zufriedenheit oder Motivation erzeugen, sondern nur Unzufriedenheit, wenn sie fehlen. Motivatoren können entsprechend nur bei Vorhandensein motivierend wirken, bei Nichtvorhandensein wirken sie jedoch nicht demotivierend (vgl. Herzberg 1966: 74).

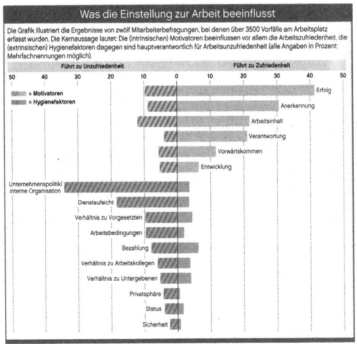

Abbildung 4: Herzbergs Zwei-Faktoren-Theorie. Quelle: Harvard Business Manager (4/2003).

Herzbergs Theorie wird „[...] eine große anwendungsbezogene Bedeutung [...]" (Nerdinger 1995: 45) zugesprochen, was sich darin äußert, „[...] eine Reihe möglicher praktischer Lösungsvorschläge für Organisationsprobleme [zuzulassen]" (Weinert 2004: 199) und den Paradigmenwechsel von dem Mitarbeiter, der durch ökonomische Anreize nur kurzfristig motivierbar ist, hin zu dem Mitarbeiter, der bspw. durch Job Enrichment und intrinsische Faktoren langfristig motivierbar ist, zu vollziehen (vgl. Nerdinger 1995: 45; Neuberger 1974: 125). Alle ökonomischen und damit auf die extrinsische Motivation abzielenden Motivationsmaßnahmen, zu denen auch die Bezahlung zählt, beschreibt Herzberg als höchstens kurzfristig wirkend (vgl. Herzberg 2003: 53), da sie lediglich zu einem „kick in the ass", Herzbergs Terminologie für „Bewegung erzeugen", führen, nicht aber zu längerfristiger Arbeitsmotivation (Herzberg 2003: 54).

Kritikwürdig an der Zwei-Faktoren-Theorie ist die Definition von Motivatoren und Hygienefaktoren mit nur einer Hauptwirkungsrichtung (vgl. Neuberger 1974: 126f), da weiterführende Studien belegen, dass vorhandene Hygienefaktoren durchaus auch zu Zufriedenheit und fehlende Motivatoren ebenso zu Unzufriedenheit führen können (vgl. Neuberger 1974: 133). Herzberg hat den Faktor „Bezahlung" nicht weiter differenziert, insbesondere nicht in Bezug auf die Einkommenshöhe. So ist der Faktor „Salary" recht weit gefasst, denn „this category included all sequences of events in which compensation plays a role" (Herzberg et al. 1958: 46; Herzberg 1966: 195). So berücksichtigt er auch Aspekte wie die heutzutage selbstverständliche pünktliche Gehaltszahlung. Weitere Kritikpunkte bestehen in der nur schwer möglichen Zuordnung mancher Faktoren zu Motivatoren oder Hygienefaktoren. Sieht man zum Beispiel das Gehalt – ähnlich wie es auch bei Maslow möglich ist – als Anerkennung, wäre es ein Motivator anstatt eines Hygienefaktors (vgl. Neuberger 1974: 139). Herzberg räumt dies selbst ein, allerdings nur bezogen auf „higher stories", also hochqualifizierte Einzelpositionen (Herzberg et al. 1958: 83). Ein kompakter Überblick über diese und weitere Kritikpunkte an Herzbergs Theorie findet sich beispielsweise bei Weinert (2004: 198f).

In beiden kurz dargestellten Inhaltstheorien fungiert Geld in Form von Entlohnung einerseits als extrinsischer Motivationsfaktor, mit dessen Hilfe in erster Linie Unzufriedenheit abgewendet werden kann. Klar wird auch, dass Geld alleine nicht motivierend wirkt, sondern zusammen und in Kombination mit weiteren Faktoren, die mit dem Arbeitsinhalt, der Anerkennung und Wertschätzung sowie mit der Verantwortung in Verbindung stehen. Erhält ein Mitarbeiter jedoch – sei es objektiv oder subjektiv im Vergleich zu anderen – zu wenig Entlohnung, wirkt dies demotivierend.

4.3.2 Prozesstheorien

Stellvertretend für die Prozesstheorien sei an dieser Stelle die Erwartungs-Valenz-Theorie von Vroom genannt. Die Erwartungs-Valenz-Theorie geht von der Erwartung einer Belohnung für ein bestimmtes Verhalten aus (vgl. Drumm 2005: 482). „Motivation hängt davon ab, welches Ereignis ein Individuum als Folge seiner Anstrengungen und seines Handelns erwartet." (Drumm 2005: 482). Motivation entsteht durch die multiplikative Verknüpfung von Valenz (V), Instrumentalität (I) und Erwartung (E) (vgl. Abbildung 5). Unter Valenz wird eine subjektiv wahrgenommene Belohnung verstanden, also die Attraktivität der Zielerreichung, die zum einen von den individuellen Motiven des Mitarbeiters und andererseits von den gebotenen Anreizen abhängt (vgl. Nicolai 2009: 147).

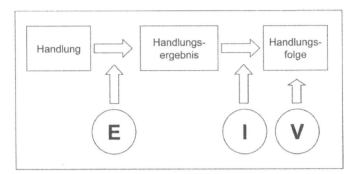

Abbildung 5: Phasen der Motivation nach Vroom. Quelle: Ridder 2013: 270.

Die Instrumentalität gibt an, wie wahrscheinlich es ist, dass die angestrebte Handlungs-folge auch tatsächlich durch das Handlungsergebnis verursacht wird (vgl. Ridder 2013: 270). Bei den Handlungsergebnissen unterscheidet man zwei Ebenen. Das Gehalt für eine Arbeitsleistung als Ergebnis erster Ebene dient als Anreiz für die Ergebnisse zweiter Ebene, die primär vom Mitarbeiter verfolgt werden, zum Beispiel die Erfüllung materieller Wünsche (vgl. Nicolai 2009: 147). Unter der Erwartung versteht man die subjektive Ein-schätzung des Mitarbeiters, wie wahrscheinlich das Handlungsergebnis durch die durch-geführte Handlung tatsächlich erzielt werden kann (vgl. ebd.). Mögliche Größen für die Erwartung können zwischen 0 (= die Handlung führt auf keinen Fall zu dem angestrebten Handlungsergebnis) und 1 (= die Handlung führt auf jeden Fall zu dem angestrebten Handlungsergebnis) schwanken. Ist eine der drei genannten Größen für die Multiplikation

Erwartung x Instrumentalität x Valenz = Motivation

nicht existent bzw. Null, entsteht keine Motivation.

Kritisch zu Vrooms Theorie ist anzumerken, dass „ein rationales, ökonomisches Verhal-ten des Individuums zu Grunde gelegt wird und dass hier weitere Werthaltungen unbe-rücksichtigt bleiben" (Huggenberger 2014: 52). Im Kontext dieser Arbeit ist die Erwar-tungs-Valenz-Theorie nur bedingt hilfreich: Die Theorie zeigt zwar, dass es zur Steige-rung der Motivation nicht ausreicht, nur die Anreize zu erhöhen. Sie klärt allerdings nicht, welche konkreten Faktoren die Erwartung und die Valenz auf welche Art und Weise be-einflussen, so dass eine Verortung von Entlohnung und deren motivatorische Relevanz dem einzelnen Mitarbeiter überlassen bleibt (vgl. Nicolai 2009: 148). Zur Anwendung dieser Theorie müsste also mitarbeiterspezifisch geklärt werden, welche primären Ziele ein Mitarbeiter verfolgt, um adäquate Motivationsstrategien einsetzen zu können. Selbst mit diesem Wissen wäre es im Hinblick auf die ebenfalls gewichtigen Gerechtigkeitsas-pekte (vgl. Kapitel 4.2) nicht ohne Weiteres möglich, durch Geld stärker motivierbare Mitarbeiter für die gleiche Arbeit höher zu entlohnen als andere, nur weil die Entlohnung auf eben diese Mitarbeiter theoretisch motivierender wirken würde.

4.3.3 Geld als Motivator

Ergänzend zu den erläuterten Motivationstheorien, anhand derer exemplarisch die Be-deutung der finanziellen Entlohnung veranschaulicht wurde, soll eine Studie von Kahnt et al. (2004), die Geld als Motivator untersuchten, herangezogen werden. Kahnt et al. be-fragten 206 Münchener Studenten und deren Verwandte in einem quantitativen Design nach deren Einstellung zu Geld (vgl. Kahnt et al. 2004: 5). An dieser Stelle wird bereits die erste Einschränkung in Bezug auf die Bedeutung für die vorliegende Arbeit deutlich:

Kahnt et al. befragten vor allem Menschen in akademischen bzw. sich akademisierenden Kreisen. Grundlegend lässt sich festhalten, dass für die meisten Menschen Geld den Grund zu arbeiten darstellt, insofern spielt Geld als Motivator eine grundlegenden Rolle. Geld hat einen Einfluss auf die Motivation und die Leistungsmotivation (vgl. Kahnt et al. 2004: 10). Generell hat Geld eine geringere Motivationswirkung für Menschen mit einem geringeren Einkommen und solche, denen nicht-monetäre Werte wichtiger sind (vgl. Kahnt et al. 2004: 10). In der Studie sind „geringe Einkommen" als Bruttoeinkommen unter 50.000 € pro Jahr definiert. Zu dieser Gruppe wären also in Deutschland arbeitende Altenpflege*fach*kräfte zu zählen, ebenso die *Aides-Soignants* bis zum Dienstalter 11 zu zählen (vgl. Kap. 2.3). Nicht unerheblich in einem zum überwiegenden Anteil von Frauen ausgeübten Beruf wie dem Pflegeberuf ist die Feststellung, dass „Männer [...] Geld signifikant stärker als ‚monetären Motivator' betrachten. Für Frauen war demgegenüber die Bedeutung im beruflichen Kontext wichtiger" (Kahnt et al. 2004: 8). Ebenso halten die Forscher fest, dass Frauen größeren Wert auf interpersonelle Beziehungen, eine interessante Arbeit, befriedigende Leistungen und die Selbstverwirklichung im Beruf legen (vgl. Kahnt et al. 2004: 9). Abschießend halten Kahnt und Kollegen fest: „Finanzielle Anerkennung *allein* macht keinen zufriedenen Mitarbeiter aus, und fehlende Motivation aufgrund schlechter Führung kann nicht *in jedem Fall* durch finanzielle Anreize ausgeglichen werden" (Kahnt et al. 2004: 10, eigene Hervorhebungen). Eine optimale Motivation von Mitarbeitern muss mit einer professionellen Führungskultur, die mit einer hohen Wertschätzung gekoppelt ist, einhergehen (vgl. ebd.). Der Aspekt der Wertschätzung wird also auch in dieser Studie herausgehoben.

Ergänzend sei die Untersuchung von Huggenberger (2014: 83f) erwähnt. Sie befragte (nicht näher nach Qualifikationen differenzierte) Pflegekräfte per Fragebogen (n = 855) im Setting *Krankenhaus* unter anderem nach ihrer Arbeitszufriedenheit, einem der entscheidenden Faktoren, um Personal an die Einrichtung zu binden (vgl. Huggenberger et al. 2012: 916). Herausgegriffen werden im Kontext dieser Arbeit die Antworten derjenigen Pflegekräfte, die auf einer Normalstation arbeiten, da dieser Arbeitsbereich im Vergleich zu Intensivstationen oder Funktionsbereichen dem Setting der stationären Langzeitpflege am nächsten kommt. Hinsichtlich der Gesamtzufriedenheit in dieser Befragtengruppe gaben lediglich 19,4 % der Befragten an, *sehr zufrieden* oder *zufrieden* zu sein, die übrigen gut 80 % waren auf die Antwortoptionen *eher unzufrieden* bis *unzufrieden* und *sehr unzufrieden* verteilt (vgl. Huggenberger 2014: 84). Deutlich wird, dass die Arbeitszufriedenheit der dort befragten Pflegekräfte vor allem in den Teilbereichen *Anerkennung von Leistung durch Patienten* (Angaben *sehr zufrieden* und *zufrieden* mehr als 60 %) und *Teamarbeit* (über 50 %) herrscht, ebenso im Punkt *Arbeitsplatzsicherheit* (65 %). Dagegen stehen Zufriedenheitswerte von knapp über 20 % für den Punkt *Gehalt*, das *Betriebsklima* wird mit weniger als 20 % Zustimmung noch negativer empfunden. Ein Punkt, der die Anerkennung von Vorgesetzten oder die empfundene gesellschaftliche Anerkennung abfragt, war nicht Bestandteil dieser Untersuchung (vgl. ausführlich unter Huggenberger et al. 2012). Bezieht man die empfundene Arbeitsbelastung der hier befragten Pflegekräfte im Setting Krankenhaus ein, geben über 68 % der Befragten an, nicht ausreichend Zeit zu haben, um die Aufgaben qualitativ gut zu erfüllen (vgl. Huggenberger 2014: 85). Auf der anderen Seite sind über 85 % der Befragten stolz auf ihre Arbeit (vgl. ebd.). Beides sind Hinweise darauf, dass die intrinsische Motivation dieser Pflegekräfte durchaus in beachtlichem Maße vorhanden ist, obwohl extrinsische Faktoren wie Gehalt, Betriebsklima und die Arbeitsbelastung als überwiegend negativ empfunden werden.

Die Erkenntnisse der Motivationstheorien und der erwähnten Studien spiegeln die Problematik des Gehaltsunterschieds zwischen den luxemburgischen *Aides-Soignants* und den deutschen Altenpflege*fach*kräften nachdrücklich zurück auf das deutsche Gesundheitssystem. In Anbetracht sich verändernder Ansprüche der Arbeitnehmer an den Beruf, bei dem neben der Entlohnung zur Befriedigung materieller Bedürfnisse ebenso Faktoren wie die persönliche Wertschätzung durch den Vorgesetzten, Kollegen und Pflegeempfänger sowie die gesellschaftliche Einbettung unter der Grundfrage *Was ist meine Arbeit für die Gesellschaft wert?* eine Rolle für die Arbeitsmotivation und Arbeitszufriedenheit spielen (vgl. Detjen 2015), sieht sich die deutsche Altenpflege ernsthafter Probleme ausgesetzt. Gerade im Hinblick der in Kapitel 2 zusammengetragenen Schwierigkeiten der Altenpflege in Deutschland müssen sich Pflegeheime und Träger mehr denn je fragen, wie sie qualifiziere Mitarbeiter motivieren können, wenn für die Mitarbeiter einerseits die arbeitsinhaltlichen Ansprüche immer stärker im Fokus stehen, andererseits aber Arbeitsbedingungen herrschen, die die objektiv hohe gesellschaftliche Relevanz der eigenen Arbeit immer mehr in Konflikt mit den rationierenden Arbeitsbedingungen bringt. Diesen Spagat müssen deutsche Altenpflege*fach*kräfte in deutschen Pflegeheimen aushalten können. Im Kontext dieser Arbeit ergibt sich daraus die Frage nach der, einen Wechsel nach Luxemburg *initiierenden* Funktion des höheren Gehalts in Luxemburg.

4.4 Coping-Strategien

Die Untersuchung von Coping-Strategien im Themenkomplex Altenpflege und Arbeitspsychologie fokussierte bisher eher belastende arbeitsinhaltliche Kernaspekte pflegerischen Handelns wie beispielsweise die Nähe und Distanz zwischen Pflegekraft und Bewohner (vgl. Lampert 2011). In diesem Abschnitt sollen Kennzeichen von Coping bzw. unterschiedliche Ansätze und Strategien zur Bewältigung belastender Situationen identifiziert und kurz beschrieben werden, um Hinweise auf solche Strategien in den Aussagen der Interviewten wiederererkennen zu können und ggf. während des Interviews vertiefen zu können (vgl. Thomae 1998: 75). Dies setzt voraus, dass die gegenwärtige Arbeitssituation von den deutschen Altenpflege*fach*kräften als sogenannter Stressor empfunden wird. Stress wird als Prozess beschrieben, durch den Menschen bestimmte Ereignisse (= Stressoren) wahrnehmen und darauf reagieren. Dabei können Stressoren als Bedrohung oder als Herausforderung bewertet werden (vgl. Myers 2005: 669). Der Umgang mit diesen Stressoren oder anderen belastenden Situationen bezeichnet man als Coping. Der Begriff *Coping* entspringt dem englischen *to cope*, was wörtlich *handeln* oder *mit etwas kämpfen* bedeutet. „Coping beschreibt jede Form der Auseinandersetzung bzw. des Umgangs mit psychisch und physisch als belastend empfundenen Situationen." (Wirtz 2013: 340f). Das Ziel von Coping ist, die auftretenden externalen wie internalen Anforderungen, der eine Person unterliegt, zu meistern und unter anderem entstandene Verluste und Konflikte aufzufangen (vgl. Wirtz 2013: 340). Coping-Prozesse sind eher verhaltensorientiert, realitätsbeachtend und werden sowohl in Umweltkonflikten als auch in innerpsychischen Konflikten eingesetzt (vgl. Nusko 1986: 55).
Dabei unterscheidet man zwischen zwei verschiedenen Coping-Stilen: dem problemorientierten Coping und dem emotionsorientierten Coping (vgl. Myers 2005: 670). Das problemorientierte Coping bezeichnet den Versuch des Individuums, Stress durch Veränderung der stressauslösenden Situation zu bewältigen (vgl. ebd.). Am Beispiel der deutschen Altenpflege*fach*kräfte, die die Statusveränderung in Luxemburg bewältigen, hieße das bspw. einen Ausweg aus der Situation der fachlichen Degradierung zu suchen. Dieser könnte in dem Versuch der Kompetenzerweiterung bestehen, für die der vordefinierte Kompetenzrahmen eines *Aide-Soignant* nicht ausreicht. Eine andere Möglichkeit bestünde im Erwägen einer Rückkehr in eine deutsche Einrichtung, um den mit dem Altenpflegeexamen erworbenen Qualifikationsgrad auch anwenden zu können. Das emotionsorientierte Coping zielt dagegen auf den Versuch, Stress durch die Beeinflussung der eigenen unangenehmen Gefühle zu bewältigen (vgl. Myers 2005: 670). Im Kontext dieser

Arbeit könnte ein solcher Ansatz bspw. darin bestehen, das vorgegebene Tätigkeitsprofil zu akzeptieren und die Strukturiertheit der Arbeit sowie das zufriedenstellende Entgelt gedanklich in den Vordergrund zu rücken.

Sind die Stressoren, die zu Coping-Prozessen führen, eher durch das Individuum kontrollierbar, werden Strategien eingesetzt, die auf eine Veränderung der Umwelt oder der Situation abzielen (= problemorientiertes Coping). Bei durch das Individuum nicht kontrollierbaren Stressoren kommen selbstverändernde Strategien zum Einsatz (= emotionsorientiertes Coping). Solche selbstverändernden Strategien können laut Nusko (1986: 56) bspw. sein:

- die aktive und passive Vermeidung
- die Veränderung der Bewertung
- die Veränderung von relevanten Eigenschaften bzw. Motiven und Wertsystemen
- die Entwicklung neuer Fähigkeiten (z.B. Stresstoleranz)

Wie zuvor angedeutet, könnten in der Bewertung der Arbeitssituation deutscher Altenpflege*fach*kräfte in Luxemburg die *Veränderungen der Bewertung* sowie die *Veränderung der Motive und Wertesysteme* eine vorrangige Rolle spielen. *Vermeidung* könnte letztlich nur durch die Beendigung des Arbeitsverhältnisses in Luxemburg geschehen, die Entwicklung von Stresstoleranz bedingt teilweise die gerade erwähnten Vermeidungsstrategien. Thomae (1996: 114ff) führt verschiedene Beispiele für Reaktionsformen auf, von denen drei für den Kontext dieser Arbeit möglicherweise auftretende Formen ausführlicher dargelegt werden sollen:

- „Akzeptieren der Situation:
  Hinnahme der Lage, wie sie nun einmal ist, ohne stärkeren resignativen Beiton" (Thomae 1996: 123).

- „(Selbst-)Behauptung:
  (Selbst-)Behauptung schließt alle Reaktionen auf Belastung und Alltagsprobleme ein, die geeignet sind, ,das eigene individuelle Dasein gegen alle Widerstände, Anfeindungen und Gefährdungen durch Um- und Mitwelt zu sichern' (Lersch 1962, S. 147). In unserem Klassifikationssystem sollen dieser Kategorie aber nicht nur der Sicherung der physischen Existenz dienende Reaktionsformen zugeordnet werden, sondern auch solche, welche der Wahrung des Selbstwertgefühls und der Festigung und Bewahrung des inneren Gleichgewichts gegenüber aktueller oder symbolischer Bedrohung förderlich sind bzw. als förderlich erlebt werden. In diesem Sinn haben Reaktionen der (Selbst-)Behauptung große Bedeutung bei der Auseinandersetzung mit Angst" (Thomae 1996: 122).

- „Positive Deutung der Situation:
  Hervorheben positiver Aspekte in der Situation, auch wenn diese einige negative oder belastende Seiten hat. Entdeckung eines tieferen Sinns in einer u.U. stark belastenden Situation; Bewertung der eigenen Situation als positiv, z.B. im Vergleich mit der eigenen zu einem früheren Zeitpunkt oder Situation anderer" (Thomae 1996: 124).

Eine ausführliche Übersicht über weitere mögliche Reaktionsformen auf Belastung findet sich ausführlich bei Thomae (1996: 114ff).

Psychologisch gesehen ist es offen, wie eine Person einen Stressor wie die beschriebene Statuspassage im Hinblick auf die Degradierung zu einer Pflegehilfskraft bewertet und ist daher nicht vorhersehbar (vgl. Myers 2005: 670).

5 Methodische Vorbereitungen und Vorgehensweise

Die vorliegende Untersuchung hat zum Ziel, das Erleben der Statuspassage deutscher Altenpflege*fach*kräfte in Luxemburg zu eruieren. Sie soll also ein Phänomen, über das noch wenig bekannt ist, beschreiben und analysieren, womit diese Arbeit dem deskriptiv-analytischen Design zuzuordnen ist (vgl. Mayer 2011: 125).

Dem Forschungsgegenstand soll sich mittels teilstrukturierter Interviews mit den als *Aides-Soignants* in Luxemburg tätigen deutschen Altenpflege*fach*kräften angenähert werden. Grundlage der geführten Interviews war ein Interviewleitfaden (vgl. Anlage 3). Dem wissenschaftlichen Forschungsprinzip der Offenheit wurde entsprochen, indem der Forscher dem zu untersuchenden Phänomen nicht voreingenommen, aber dennoch informiert begegnete (vgl. Lamnek 2010: 20), d.h. die theoretischen Vorüberlegungen in die empirische Erhebung miteinbezog. Durch die Anwendung leitfadengestützter Interviews wurde dem Prinzip der Kommunikativität entsprochen (vgl. Lamnek 2010: 462, vgl. Mayer 2011: 189). Die befragten Pflegenden konnten in den Interviews ihre eigene Sicht der abgefragten Aspekte schildern, wobei die Interviewsituation möglichst einem alltäglichen Gespräch nachempfunden war und in einer vertrauten Umgebung stattfand. Der Leitfaden diente dem Forscher lediglich dazu, eine grobe Richtung in der Interviewführung beizubehalten und keine relevante Frage zu vergessen. Das Prinzip der Interpretativität kam bei der Auswahl der Qualitativen Inhaltsanalyse nach Mayring zum Einsatz, um aus der „naturalistischen, quasi-alltagsweltlichen Untersuchungssituation Handlungsmuster herauszufiltern" (Lamnek 2010: 463f). Die einzelnen Schritte des Vorgehens von der Art und Weise der Datenerhebung bis zur interpretativen Auswertung der gewonnen Daten werden im Folgenden ausführlicher beschrieben.

5.1 Datenerhebung: Das problemzentrierte Interview

Die Befragung der in Luxemburg arbeitenden Altenpflege*fach*kräfte erfolgte als analytisches Interview innerhalb des qualitativen Paradigmas, da in dieser Arbeit der soziale Sachverhalt der Statuspassage und der Umgang der Befragten mit diesem Phänomen mit dem Ziel der Hypothesenprüfung auf Basis theoretischer Überlegungen untersucht werden soll (vgl. Lamnek 2005: 333). Zudem sollte dieses soziale Phänomen aus Sicht der Befragten dargestellt und erörtert werden (vgl. Kruse 2014: 155). Daher kam als konkrete Erhebungsmethode das problemzentrierte Interview (im Folgenden kurz als PZI bezeichnet) zum Einsatz. Diese Interviewform kombiniert die Methoden der Induktion und der Deduktion, wobei die Gelegenheit zur Modifikation der theoretischen Konzepte des Forschers besteht (vgl. Lamnek 2005: 364). Die „tatsächlichen Probleme des Individuums" (Witzel 1985: 230) sollen dabei die Gesprächsstruktur bestimmen, daher „zielt das Adjektiv *problemzentriert* auf das zentrale Kriterium der Methode, das der Problemzentrierung" (Witzel 1985: 230). Ausgehend von einem relativ offenen theoretischen Konzept, verbunden mit der relativ offenen Fragestellung der Untersuchung (der nach dem *Empfinden* der Befragten) wird der Forschungsprozess auf die Problemsicht der Pflegenden als Subjektive zentriert (vgl. Witzel 1985: 228f).

Dabei zielt das PZI „[...] auf Strategien ab, die in der Lage sind, die Explikationsmöglichkeiten der Befragten so zu optimieren, daß sie *ihre Problemsicht* auch *gegen* die Forscherinterpretation und in den Fragen implizit enthaltenen Unterstellungen zur Geltung bringen können" (Witzel 1982: 69). Der Forscher wird einerseits den von dem Befragten selbst entwickelten Erzählstrang folgen und andererseits gleichzeitig Entscheidungen darüber treffen, an welchen Stellen des Interviewablaufs, zur Ausdifferenzierung der Thematik, sein problemzentriertes Interesse in Form von exmanenten Fragen eingebracht wird (vgl. Witzel 1982: 77), was folgendes Schaubild verdeutlichen soll:

© Springer Fachmedien Wiesbaden GmbH, ein Teil von Springer Nature 2019
B. Schuh, *Die Statuspassage deutscher Altenpflegefachkräfte in Luxemburg*,
Best of Pflege, https://doi.org/10.1007/978-3-658-24736-2_5

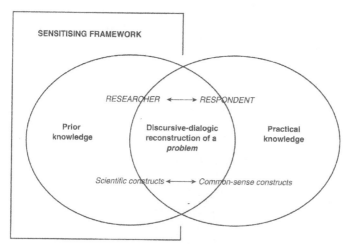

Abbildung 6: Die erkenntnistheoretische Herausforderung des PZI. Quelle: Witzel und Reiter 2012: 18.

Dennoch soll neben der Realisierung eines Alltagsgespräches, der Zurückhaltung durch den Forscher, den Prinzipien der Kommunikativität und der Offenheit und Flexibilität insbesondere das Prinzip der Relevanzsysteme der Betroffenen möglichst umfassend zur Geltung kommen, da die Gefahr der Prädetermination durch den Forscher aufgrund der umfassenden theoretischen Vorüberlegungen und persönlichen Erfahrungen des Forschers besteht (vgl. Lamnek 2005: 351). Bei der Eruierung der unterschiedlichen Grundqualifikationen innerhalb der Berufsgruppe der *Aides-Soignants* könnte bspw. Vorsicht geboten sein. In diesem Punkt wäre es vorstellbar, dass die Informationsspanne unter den einzelnen Befragten sehr groß sein könnte (zum Beispiel von Unwissenheit über diese Tatsache bis hin zu großer Informiertheit und/oder Akzeptanz derselben). Dieser Punkt soll in der Interviewsituation so offen wie möglich angesprochen werden, um den tatsächlichen Informationsstand des jeweiligen Befragten zu erfahren und diesen nicht zu verfälschen. Das problemzentrierte Nachfragen kommt nur bei Bedarf zum Einsatz. Mayring (2016: 71) gibt folgendes Schema als Orientierung für den Ablauf eines PZI an:

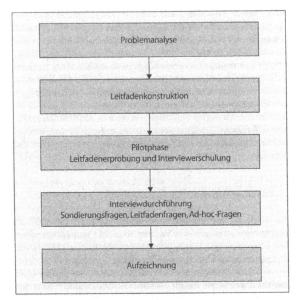

Abbildung 7: Ablaufmodell des PZI. Quelle: Mayring 2016: 71.

Aufgrund der Schwierigkeiten bei der Gewinnung von Interviewpartnern wurde in dieser Arbeit auf die Pilotphase zur Leitfadenerprobung verzichtet. Zur Gestaltung der Durchführung des PZI (Phase vier) verweist Lamnek (2005: 365) auf vier Interviewphasen:

- Kurzfragebogen
- Einleitung
- Allgemeine Sondierung
- Spezifische Sondierung (mit den Techniken der Zurückspiegelung, Verständnisfragen und Konfrontation)

Der vorgeschaltete Kurzfragebogen ist optional und dient einerseits der Informationserhebung von grundlegenden Sozialdaten des Befragten (vgl. Witzel 2000: Kap. 3) wie Berufserfahrung und Alterskategorie, andererseits „führt [er] zu einer ersten inhaltlichen Auseinandersetzung mit den im Interview anzusprechenden Problembereichen" (Lamnek 2005: 366). Durch den Kurzfragebogen als Schritt der Intervieweinleitung, in der das Thema des Interviews festgelegt wird, kann zudem der Gesprächseinstieg verkürzt werden (vgl. Lamnek 2005: 365). Darüber hinaus ist der Kurzfragebogen nützlich, um die dort ausgeführten personenbezogenen Daten nicht im Interview stellen zu müssen. Prophylaktisch soll so ein dem freien Gespräch abträgliches Frage-Antwort-Schema vermieden werden (vgl. Witzel 1985: 236). Daher wurde der Kurzfragebogen in den im Rahmen dieser Arbeit geführten Interviews eingesetzt (vgl. Anlage 4). Darin werden – unter strenger Wahrung der Anonymität der Interviewpartner (vgl. Kapitel 5.1.4) – bspw. das Alter in großzügig dimensionierten Spannen, die Dauer der Berufstätigkeit in Deutschland und Luxemburg sowie die Sprachkenntnisse zum Zeitpunkt des Wechsels nach Luxemburg und zum Zeitpunkt des Interviews abgefragt. Informationen, die dem Forscher somit bereits während des Interviews vorliegen und in das Gespräch einfließen können.

In der Phase der allgemeinen Sondierung soll die befragte Person in eine Erzählsituation gebracht werden, die durch den Forscher durch Erzählbeispiele angeregt werden kann, um die interviewte Person in einen gewissen Zugzwang hinsichtlich des Detailgrads der Erzählung zu bringen, aber auch, um emotionale Vorbehalte gegenüber dem (problem-) zentrierten Thema abzubauen (vgl. Witzel 1985: 236). In der letzten Interviewphase, der spezifischen Sondierung, geht es dem Forscher um die Verständnisgenerierung, d.h. „wenn es gilt, Erzählsequenzen, Darstellungsvarianten und stereotype Wendungen nachvollziehen zu können und ihren Zusammenhang mit verschiedenen Detailäußerungen, die ihrerseits häufig zu klären sind, einer Vorinterpretation zuzuführen." (Witzel 1982: 247). Kruse gibt zu bedenken, dass bei einer derartigen Vorgehensweise, dem „am Problem orientierten Nachfragen", die Entfaltung eines „fremden, semantisch-indexikalen Sinnsystem des Befragten" (Kruse 2014: 157) möglicherweise nicht zu gewährleisten ist. Dem Prinzip der Offenheit wird insofern dennoch so weit entsprochen, dass der Befragte die durchlaufene Statuspassage mit der notwendigen fachlichen Degradierung möglicherweise gar nicht als Problem ansieht. An einer solchen Stelle des Interviews könnte anhand von verständnisgenerierenden Nachfragen „spezifisch sondiert" werden. Durch Zurückspiegelung unterbreitet der Forscher dem Interviewten ein Interpretationsangebot und bietet dem Befragten somit die Möglichkeit zur Kontrolle und ggf. Korrektur der Interpretation des Forschers (vgl. Witzel 2000: Kap. 4, vgl. Lamnek 2005: 365). Als weitere Option steht dem Forscher die Technik der Konfrontation zur Verfügung, mit deren Hilfe der Forscher Ungereimtheiten oder Ungeklärtes ansprechen kann. Dabei ist darauf zu achten, diese Technik sehr behutsam einzusetzen, um das grundsätzliche Vertrauensverhältnis zwischen Forscher und Befragtem nicht zu gefährden, den Befragten aber dennoch zu einer klärenden Ergänzung der bisherigen Antwort zu bewegen (vgl. Witzel 2000: Kap. 4, vgl. Lamnek 2005: 366). Dabei ist elementar, dass der Forscher sein inhaltliches Interesse verdeutlicht und eine möglichst gute Gesprächsatmosphäre aufrechterhält (vgl. Witzel 1985: 249f).

Konkret könnte eine solche Situation möglicherweise bei der Frage nach dem tatsächlichen Tätigkeitsprofil der in Luxemburg arbeitenden deutschen *Aides-Soignants* entstehen, wenn den Befragten bei Bedarf Stellenbeschreibungen eines *Aide-Soignant* und eines *Infirmier* vorgelegt werden (vgl. Anlage 5). Weiterhin werden alle Aussagen der Befragten nicht auf ihren „objektiven Wahrheitsgehalt" überprüft, da die getätigten Aussagen der Befragten stets auf ihrer individuellen Perspektive und auf ihren individuellen Erfahrungen beruhen, die durch das PZI explizit abgefragt werden (vgl. Helfferich 2011: 76f). In der Interviewsituation kann nur schwer beurteilt werden, ob der Befragte nicht mehr zu einer Thematik erzählen will oder kann. „In dialogischen Interviews wird dann davon ausgegangen, dass die Grenze der Thematisierungsfähigkeit erreicht ist, wenn auf Nachfragen hin keine weiter- oder tiefergehenden Äußerungen gegeben werden" (Helfferich 2011: 98).

Insgesamt wurden vier Interviews mit einer Dauer zwischen 26 und 43 Minuten (Durchschnitt: 36 Minuten) geführt. Die Interviews wurden mittels Diktiergerät aufgezeichnet, so dass eine Konzentration auf das Erzählte sowie auf die Beobachtung von situativen und nonverbalen Signalen ermöglicht wird. Im Anschluss an die Interviews wurde ein Nachgespräch geführt, Besonderheiten oder zusätzliche Informationen wurden auf dem Leitfaden handschriftlich vermerkt und bei der Analyse berücksichtigt. Zur Transkription der Interviews wurde die Firma Transkipto.de beauftragt. Die Transkription erfolgte wortgetreu und nach einfachen Transkriptionsregeln. Wiederholungen, Wortabbrüche sowie non-verbale Äußerungen werden dabei ebenso wenig wie Verständnis- bzw. Bestätigungssignale („Mhm", „aha" etc.) transkribiert. Die von Transkripto.de angewandten Transkriptionsregeln finden sich in Anlage 6. Durch diese Vorgehensweise lässt sich zwar kein Kontextwissen in die Transkription einbringen, andererseits wird eine implizite Ausdeutung des Interviews bereits in der Transkriptionsphase vermieden (vgl. Kruse 2015: 359f).

5.1.1 Erstellung des Interviewleitfadens

Die Durchführung der Interviews erfolgte in teilstrukturierter Form mithilfe eines Interviewleitfadens. Die Entwicklung des Interviewleitfadens lehnt sich inhaltlich an die in Kapitel 1.2 formulierten Fragestellungen an und entspricht methodisch den „Anforderungen an einen Leitfaden" (vgl. Helfferich 2011: 180ff). Nach der obligatorischen Begrüßung der Interviewpartner, der Vorlage des Informationsschreibens (vgl. Anlage 9) sowie der Einverständniserklärung (vgl. Anlage 10) wurden die Interviewpartner gebeten, den Kurzfragebogen auszufüllen. Dieser Bitte kamen alle Befragten nach. Vor Beginn des aufgezeichneten Interviews wurden die Befragten darüber informiert, dass der Forscher während des Gesprächs zusätzlich Notizen macht. Dieser Hinweis sollte als vertrauensbildende Maßnahme einer möglichen Verunsicherung während des Sprechens vorbeugen. Noch offene Fragen der Interviewpartner wurden vor Beginn der Aufzeichnung geklärt. Nach der Information, dass die Aufzeichnung mittels Diktiergerät gestartet wird, begann die Interviewsituation, die inhaltlich am Leitfaden orientiert war, jedoch flexibel gehandhabt wurde. Auf eine detaillierte Erläuterung des Leitfadeninhalts wird an dieser Stelle verzichtet, der Leitfaden ist wie bereits erwähnt als Anlage 3 hinterlegt. Die Anwendung des Leitfadens gestaltete sich aus Sicht des Forschers als gelungen. In allen Interviews kamen flüssige Kommunikationsprozesse in Gang, die recht nahe an einer natürlichen Gesprächssituation anzusiedeln sind (vgl. Helfferich 2011: 119ff). Nach Beendigung der Aufzeichnung wurde das Gespräch mit den Interviewpartnern teilweise bis zu einer Viertelstunde fortgeführt, da sich ein interessanter Austausch auch abseits der Interview-Thematik ergab. Dadurch konnte den Befragten neben dem ausgesprochenen Dank auch unausgesprochene Wertschätzung für die Teilnahme an einem Interview vermitteln werden. Auf die Testung des Leitfadens in einem Pre-Test musste aufgrund der geringen Teilnehmerzahl verzichtet werden, was jedoch aufgrund der als gut empfundenen Anwendbarkeit des Leitfadens im Nachhinein akzeptabel erscheint.

5.1.2 Rekrutierung der Interviewpartner

Um Interviewpartner zu erreichen, wurden zunächst jeweils zehn Aushänge „Aufruf zur Teilnahme" (vgl. Anlage 7) als Teilnahmeaufforderung an vier verschiedene luxemburgische Altenpflegeeinrichtungen, dort an die jeweiligen Pflegedienstleitungen, verschickt. Dazu wurde ein entsprechendes Anschreiben mit der Bitte um Unterstützung versandt (vgl. Anlage 8). Die Auswahl der Einrichtungen in Luxemburg erfolgte auf Grundlage der Entfernung zur deutschen Grenze. Da die Bereitschaft der Teilnahme, sowohl von Seiten der Altenpflegefachkräfte wie auch der Personalverantwortlichen, i.d.R. Pflegedienstleitungen oder Pflegedirektoren, nur sehr schwer im Voraus abgeschätzt werden konnte, wurden vier unterschiedliche Einrichtungen für den Versand der Teilnahmeaufforderung ausgewählt. Dabei fiel die Wahl auf die geographisch am nächsten zur deutschen Grenze gelegenen Einrichtungen, da dort der Anteil der deutschen Altenpflegefachkräfte potentiell am höchsten eingeschätzt wurde. So wurden das Altenheim (CIPA) „Home pour personnes âgées St. Francois" (kurz: HPPA) in Grevenmacher, das Altenheim „Op Lamp" in Wasserbillig sowie die beiden räumlich zusammenliegenden, aber sowohl CIPA- als auch Altenheimplätze bietende „Servior Schleeschen" (Maison de soins) und „Servior Belle-Vue" (CIPA) in Echternach ausgewählt. Alle Einrichtungen liegen nur wenige Kilometer von der deutschen Grenze entfernt, als Fixpunkt für die Entfernung wurde die Stadt Trier gewählt:

Einrichtung	Art der Einrichtung	Größe der Einrichtung (Plätze)	Entfernung zu Trier in km*
Servior Belle-Vue, Echternach	CIPA	73	25,8
Servior Schleeschen, Echternach	Maison de soins	57	
HPPA, Grevenmacher	CIPA	115	20,1
Op Lamp, Wasserbillig	CIPA	81	13,9

Tabelle 6: Entfernung der Einrichtungen zum Bezugspunkt Trier. Quelle: MFI 2015. * Eingabe bei www.routenplanung.de.

Zur Rekrutierung von Interviewpartnern kam eine Kombination aus Gatekeeper-Zugang und Schneeballsystem zum Einsatz (vgl. Helfferich 2011: 176, vgl. Kruse 2015: 250f). Die Pflegedienstleitungen und/oder Geschäftsführer der genannten Einrichtungen wurden mit der Bitte angeschrieben, den „Aufruf zur Teilnahme" in den Wohnbereichen Ihrer Einrichtungen auszuhängen und so der Interview-Zielgruppe zugänglich zu machen. Die potentiellen Interviewpartner sollten dann per E-Mail oder telefonisch direkt mit dem Forscher in Kontakt treten, um einen Termin für ein Face-to-Face-Interview zu vereinbaren. Der Großteil der angeschriebenen Pflegeheime erklärte sich bereit, der Bitte nach dem Aushang des Aufrufs nachzukommen. Ein Pflegeheim lehnte dies mit dem Verweis, dass der Begriff der *Statuspassage* eine Abwertung der Berufsgruppe der Altenpflegekräfte in Luxemburg suggeriere, leider ab. Dennoch kam eine ausreichend große Gruppe *potentieller* Interviewpartner zustande, jedoch meldeten sich nicht ausreichend viele Interviewpartner tatsächlich beim Forscher zurück, um ein Interview durchzuführen. Daher wurden zusätzlich persönliche Kontakte über die bereits angeschriebenen Einrichtungen hinaus aktiviert und eingesetzt, um den Kreis potentieller Interviewpartner zu erweitern und ausreichend viele Interviewpartner zu gewinnen. Insgesamt konnten vier Personen interviewt werden. Möglicherweise war die große Zurückhaltung bei der Rückmeldung in der mutmaßlich zu aufwendigen Vorgehensweise der Rückmeldung und Durchführung des Interviews begründet. Einige Anfragen von potentiellen Interviewpartnern, ob ein Interview auch nach der Arbeit in der Einrichtung geführt werden könne, lassen zumindest darauf schließen. Dem konnte jedoch aus forschungsethischen Gründen nicht entsprochen werden, ebenso wenig war eine grundsätzliche Abweichung an der Vorgehensweise zur Kontaktaufnahme möglich, um die potentiellen Interviewpartner vor möglichen negativen Konsequenzen – auch wenn dies seitens der potentiellen Interviewpartner bewusst oder unbewusst in Kauf genommen wurde – zu schützen. Den forschungsethischen Aspekten wurde bei der Kontaktaufnahme zu den Interviewpartnern höchste Priorität eingeräumt (vgl. Kapitel 5.1.4).

5.1.3 Ein- und Ausschlusskriterien

Um den Kreis der potentiellen Interviewpartner möglichst groß zu halten, wurden nur grundlegende, aber essentielle Einschlusskriterien formuliert. Die Interviewpartner sollten

- Aides-Soignants mit 3-jähriger deutscher Altenpflegeausbildung sein,
- ihren Wohnsitz in Deutschland haben sowie über
- mindestens jeweils ein halbes Jahr Berufserfahrung in Deutschland und in Luxemburg verfügen.

So sollte gewährleistet werden, dass die Befragten über das für die Untersuchung erforderliche 3-jährige deutsche Altenpflegeexamen verfügen, aktuell als Tagespendler in einem luxemburgischen Pflegeheim als *Aide-Soignant* arbeiten und an ihrer aktuellen Arbeitsstelle auf mindestens auf ein halbes Jahr Berufserfahrung zurückblicken können. Außerdem haben die potentiellen Interviewpartner vor ihrer Tätigkeit in Luxemburg bereits erste Berufserfahrung als Altenpflege*fach*kraft in einem deutschen Pflegeheim gesammelt, um entsprechende Vergleiche ziehen zu können. Bedingt durch die, wie bereits dargelegt, schwierige Rekrutierungslage wurde eine Person (Interview 1) akzeptiert, die unmittelbar nach mehrjährigen Praktika und dem Altenpflegeexamen nach Luxemburg gewechselt ist und somit zumindest der Maßgabe nachkam, Erfahrungen in der deutschen Altenpflege gesammelt zu haben.

5.1.4 Forschungsethische Aspekte

Den forschungsethischen Prinzipien, die Schnell und Heinritz (2006: 21ff) formulieren, wurde im Rahmen der Datenerhebung höchste Priorität eingeräumt. Zum einen stellt das Vertrauensverhältnis zwischen Befragtem und Forscher für die Gewinnung relevanter Daten eine zwingende Voraussetzung dar, zum anderen muss der Forscher sicherstellen, dass durch die Forschungstätigkeit keine negativen Folgen für die Probanden entstehen (vgl. Schnell und Heinritz 2006: 22). Daher wurden alle datenschutzrechtlichen Bestimmungen genau beachtet und eingehalten. Tonbandmittschnitte und Transkripte werden ausschließlich verschlüsselt verwahrt, in den Interviews genannte Namen von Personen oder Einrichtungen wurden konsequent anonymisiert. Auch Aussagen, die möglicherweise auf eine bestimmte Person oder Einrichtung hindeuten könnten, ohne diese expressis verbis zu nennen, wurden verfremdet. So wurden bspw. auch konkrete Bewohnerzahlen oder genannte Dialekte anonymisiert. Die Interviewpartner waren aufgefordert, sich direkt mit dem Forscher zwecks Terminvereinbarung in Verbindung zu setzen, die Face-To-Face-Interviews haben nur außerhalb des Arbeitsumfelds der Befragten in einem neutralen Umfeld stattgefunden, der konkrete Ort wurde in einem Telefonat zwischen Proband und Forscher abgestimmt. Somit war es möglich, dass der Arbeitgeber der Probanden in diese Kontaktaufnahme nicht involviert war und entsprechend keine Kenntnis einer Teilnahme eines Probanden haben musste.

Doch warum ist die strenge Anonymisierung der Probanden so entscheidend innerhalb dieses Forschungsvorhabens? Wie eingangs erwähnt, ist der Forscher verpflichtet, negative Folgen der Forschung für die Befragten vermeiden. Zur Vertrauensbildung zu den Befragten ist es sehr wichtig, dass offen über kritische Punkte wie bspw. das *tatsächliche* Aufgabenprofil des Befragten, möglicherweise in Unterschied zu dem *offiziellen* Aufgabenprofil, gesprochen werden kann. Um eine vertrauensvolle Gesprächsatmosphäre zu gewährleisten, dürfen dem Arbeitsgeber daher keinerlei Aussagen des Probanden in Verbindung mit dessen Identität bekannt werden.

Über die Notwendigkeit dieses Vorgehens wurden die Interviewpartner, die sich persönlich beim Forscher gemeldet haben, ausführlich informiert. Zudem wurde vor jedem Interview ein Informationsschreiben (vgl. Anlage 9) ausgehändigt, weiterhin wurde das schriftliche Einverständnis zum Interview und die Einverständnis zur Verwendung der gewonnen Daten eingeholt (vgl. Anlage 10). Vor Beginn des Interviews hatten die Interviewpartner ausreichend Zeit, Fragen zu stellen und mögliche Unklarheiten zu thematisieren und auszuräumen. Der Kurzfragebogen wurde mit einer Codenummer versehen, die Zuordnung von Codenummer mit Interviewpartner ist ausschließlich dem Forscher möglich. Das Interview konnte jederzeit und ohne Angaben von Gründen unter- oder abgebrochen werden. Über die Möglichkeit, bereits aufgezeichnete Interviews auf Verlangen und ohne Angabe von Gründen wieder löschen lassen zu können, wurden die Interviewpartner explizit informiert. Eine Information zur Freiwilligkeit der Teilnahme erfolgte obligat.

5.2 Datenauswertung: Die Qualitative Inhaltsanalyse nach Mayring

Die Auswertung der transkribierten Interviews erfolgte mit der Technik der zusammenfassenden Inhaltsanalyse nach Philipp Mayring. „Dieses Verfahren untersucht die manifesten Kommunikationsinhalte, also Aussagen von Befragten, die diese bewusst und explizit von sich geben" (Lamnek 2010: 466). Da über das untersuchte Phänomen sehr wenig bekannt ist, erscheint diese Auswertungsmethode angemessen, um die getätigten Aussagen zunächst so zu untersuchen, wie sie getätigt wurden und bspw. auf die Analyse latenter Sinnstrukturen zu verzichten. Zudem bietet das zwischen Forscher und befragten Personen hergestellte Vertrauensverhältnis unter den beschriebenen Rahmenbedingungen eine gute Grundlage, explizit formulierte Aussagen zu erhalten. Die Nachvollziehbarkeit des Forschungsprozesses ist durch die systematische und regelgeleitete Anwendung des Auswertungsverfahrens möglich (vgl. Mayring 2015: 50). Ziel der Inhaltsanalyse stellt die Bildung von Kategorien dar, die sowohl deduktiv mithilfe des bestehenden Vorwissens konstruiert werden können, als auch induktiv aus dem Material heraus entstehen können. Zudem können die Kategorien im Laufe des Bearbeitungsprozesses modifiziert werden. Diese offene Vorgehensweise ist eine elementare Voraussetzung des qualitativen Paradigmas. Die von Mayring vorgesehene Aufgliederung der Vorgehensweise bei der Analyse der Interview-Transkripte wird im Folgenden dargestellt (vgl. Mayring 2015: 70, vgl. Lamnek 2010: 471f, vgl. Mayer 2011: 261f).

5.2.1 Vorgehensweise bei der Qualitativen Inhaltsanalyse

Mayring sieht eine schrittweise Herangehensweise an die Qualitative Inhaltsanalyse vor:

1. Festlegung des Materials

Für die Auswertung und Analyse werden diejenigen Abschnitte der Interviews berücksichtigt, in denen Aussagen zur Forschungsfrage getroffen wurden (vgl. Mayring 2015: 54ff). Aufgrund der überschaubaren Anzahl an Interviews und der Vorstrukturierung anhand des Interviewleitfadens treten mögliche Probleme hinsichtlich der Stichprobenziehung bei der vorliegenden Auswertung in den Hintergrund, da die Transkripte vollumfänglich in die Analyse einbezogen werden können.

2. Analyse der Entstehungssituation

Die Beschreibung der Bedingungen, unter denen das Interview durchgeführt und somit das Auswertungsmaterial erstellt wurde, soll hinsichtlich des Settings, anwesender Personen, des emotionalen Handlungshintergrundes des Interviewten und des soziokulturellen Hintergrunds erfolgen (vgl. Mayring 2015: 55).

3. Formale Charakterisierung des Materials

In diesem Schritt ist die Darstellung der Protokollier- und Transkribierregeln erforderlich, um genau zu beschreiben, „in welcher Form das Material vorliegt" (Mayring 2015: 55). Dieser Punkt wurde bereits in Kapitel 5.1 aufgegriffen und dargestellt.

4. Richtung der Analyse

Mayring beschreibt als mögliche Richtungen der Analyse drei unterschiedliche Zielrichtungen. „Man kann den behandelten Gegenstand beschreiben, man kann etwas über den Textverfasser oder die Wirkungen des Textes bei der Zielgruppe herausfinden" (Mayring 2015: 58). Im Kontext dieser Arbeit zielt die Perspektive auf den Gesprächsgegenstand ab. Jedoch sollen emotionale Komponenten, die innerhalb der Transkription oder anhand von Gesprächsnotizen nachvollziehbar sind, nicht ausgeklammert werden, da das Beschreiben des Erlebens der bestehenden Arbeitssituation auch ebensolche Emotionen beinhalten kann.

5. Theoriegeleitete Differenzierung der Fragestellung

Mayring versteht unter dem Begriff der Theoriegeleitetheit den Einbezug gewonnener Ergebnisse und Erfahrungen anderer Forschungen, um einen Erkenntnisfortschritt zu erzielen (vgl. Mayring 2015: 59f). Durch den Bezug der Theoriegeleitetheit auf die Fragstellung widerspricht dieser Ansatz nicht der offenen Vorgehensweise qualitativer Forschung (vgl. Lamnek 2010: 472). Die in Kapitel 4 zusammengetragenen theoretischen Hintergründe zu wichtigen Teilaspekten des hier untersuchten Phänomens sowie die in den Kapiteln 2 und 3 zusammengetragenen Voraussetzungen der Arbeitssituation in Deutschland und Luxemburg bilden Anknüpfungspunkte für die untersuchte Fragestellung.

6. Bestimmung der Analysetechnik

Mit diesem Schritt wird das zu verwendende interpretative Verfahren ausgewählt (vgl. Mayring 2015: 61f). Grundlegend unterscheidet Mayring dabei „drei Grundformen des Interpretierens, [...] Zusammenfassung, Explikation und Strukturierung" (Mayring 2015: 67). Mit der Zusammenfassung soll eine Reduzierung des Materials erreicht werden, um einerseits Überschaubarkeit zu schaffen, gleichzeitig aber wesentliche Inhalte zu erhalten. Mit der Explikation wird zu einzelnen fraglichen Textteilen zusätzliches Material herangetragen, das hilft, die Textstelle zu erläutern und auszudeuten. Zur Filterung bestimmter Aspekte aus dem Material unter vorher festgelegten Ordnungskriterien kommt die Strukturierung zum Einsatz (vgl. Mayring 2015: 67). Mayring untergliedert die qualitative Inhaltsanalyse weiter in verschiedene Analyseformen. Im Folgenden soll die in dieser Arbeit angewandte Analysetechnik näher erläutert werden, die strukturierende Inhaltsanalyse. Diese weist wiederum vier unterschiedliche Ausprägungen auf: die formale, inhaltliche, typisierende und skalierende Strukturierung (vgl. Mayring 2015: 68). Allen gemeinsam ist die vorab festgelegte Bestimmung des Kategoriensystems (deduktive Kategorienbestimmung), was im Rahmen dieser Arbeit aufgrund der umfangreichen theoretischen Vorüberlegungen zu den relevanten Teilaspekten sinnvoll erscheint, wobei Modifikationen der Kategorien möglich sind. Da in dieser Untersuchung „Material zu bestimmten Inhaltsbereichen extrahiert und zusammengefasst [wird]" (Mayring 2015: 68), kommt hier die inhaltliche Strukturierung zum Einsatz. Das Erleben der Statuspassage deutscher Altenpflege*fach*kräfte in Luxemburg wird also auf Grundlage der Kriterien des Kategoriensystems analysiert, wobei weitere, sich aus dem Material ergebende Kategorien, induktiv gewonnene Erkenntnisse, einbezogen werden. Auf die inhaltlichstrukturierende Inhaltsanalyse soll nachfolgend näher eingegangen werden.

5.2.2 Die inhaltlich-strukturierende Inhaltsanalyse

Diese laut Mayring „wohl zentralste inhaltsanalytische Technik" (Mayring 2015: 97) möchte bestimmte Strukturen aus dem Material herausfiltern, wozu „[d]iese Struktur [...] in Form eines Kategoriensystems an das Material herangetragen [wird]." (ebd.). Dazu werden die Textpassagen systematisch aus dem Material extrahiert, die den Kategorien entsprechen. Diese Strukturierung erfordert zunächst die genaue Bestimmung der Strukturierungsdimensionen, die theoretisch begründet und aus der Fragestellung abgeleitet werden (vgl. Mayring 2015: 97). Daraufhin erfolgt die weitere Differenzierung der Dimensionen in Ausprägungen, die Dimensionen und Ausprägungen werden in einem Kategoriensystem zusammengestellt. Anschließend werden sogenannte Ankerbeispiele definiert, es werden also Textpassagen identifiziert, mit deren Hilfe eine exakte Definition der Kategorie möglich ist. Bei Abgrenzungsproblemen zwischen unterschiedlichen Katego rien werden Kodierregeln formuliert, die eine eindeutige Zuordnung der betreffenden Textpassagen erlauben. Ein erster exemplarischer Materialdurchgang dient zur Überprüfung des Kategoriensystems, der Ankerbeispiele sowie der Kodierregeln. Konkret werden sogenannte Fundstellen zunächst mit der jeweiligen Kategorienbezeichnung versehen sowie markiert und in einem zweiten Schritt herausgeschrieben (vgl. Mayring 2015: 99). „In aller Regel ergibt dieser Probedurchlauf eine Überarbeitung, eine teilweise Neufassung vom Kategoriensystem und seinen Definitionen" (Mayring 2015: 99). Anhand eines Ablaufmodells lassen sich der wiederholte Materialdurchlauf und die sich in Schleifen wiederholende Überarbeitung des Kategoriensystems anschaulich darstellen:

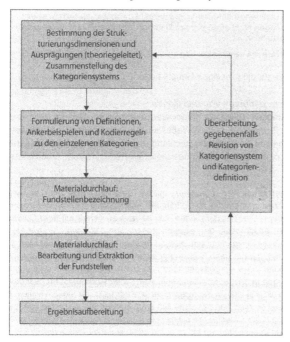

Abbildung 8: Ablaufmodell der strukturierenden Inhaltsanalyse nach Mayring. Quelle: Mayring 2016: 120.

Als Ergebnis der inhaltlich-strukturierenden Inhaltsanalyse steht die Herausfilterung und Zusammenfassung bestimmter Themen, Inhalte und Aspekte aus dem Material, die den deduktiv und ggf. induktiv ergänzten Kategorien zugeordnet werden können (vgl. Mayring 2015: 103). Die Analyse schließt mit der Ergebnisaufbereitung.

5.2.3 Kodierung und Kategoriensystem

Das Kategoriensystem sieht Mayring als „das zentrale Instrument der Analyse" (Mayring 2015: 51). Es trägt maßgeblich zur Nachvollziehbarkeit und Vergleichbarkeit der Analyse bei, außerdem erlaubt es eine Abschätzung der Reliabilität der Analyse (vgl. Mayring 2015: 51f). Ausgehend von den theoretischen Vorüberlegungen sowie der Fragestellung dieser Arbeit (vgl. Kapitel 1.2 und 4) wurden folgende Hauptkategorien deduktiv an das Material herangetragen, die durch unten angegebene Ankerbeispiele illustriert werden. Die Zitierweise, z.B. [Int. 3, 92] lehnt sich an die durch das Programm MaxQDA Version

12 vergebenen „Liste der Codings" an, die Angabe [Int. 3, 92] verweist also auf Interview 3, Coding-Position 92:

Dokument:	Transkript - Interview 3
Gewicht:	100
Position:	92 - 92
Code:	Gründe für den Wechsel nach Lux.\Arbeitsbedingungen in Deutschland
Weitere am Segment vergebene Codes:	

Aber dann in diesem Druck hier zu arbeiten, mit elf Tagen am Stück und drei Tage frei und wieder elf Tage, das auf drei Schichten, mit einem Riesenmaß an Verantwortung auf den Schultern. Und trotzdem jeden Tag da raus zu gehen mit dem Gefühl, sich selber oder den Ansprüchen, den eigenen Ansprüchen nicht gerecht geworden zu sein, weil es einfach die Rahmenbedingungen nicht ermöglichen. Das hat mich irgendwann so belastet, gerade dann, wenn man examiniert ist.

Abbildung 9: Beispiel-Coding aus MaxQDA Version 12.

Es folgen die Ankerbeispiele für die jeweiligen Hauptkategorien:

- *Der Wechsel nach Luxemburg – Pro und Contra*
  In dieser Hauptkategorie sollen die fördernden und hemmenden Faktoren und Überlegungen der Befragten für einen Wechsel nach Luxemburg dargestellt werden, bspw. die Arbeitsbelastung in Deutschland und in Luxemburg, die Rolle der Sprachkenntnisse und die Einordnung des täglichen Pendelns zum Arbeitsplatz. Ankerbeispiel:

„Aber dann in diesem Druck hier zu arbeiten, mit elf Tagen am Stück und drei Tage frei und wieder elf Tage, das auf drei Schichten, mit einem Riesenmaß an Verantwortung auf den Schultern. Und trotzdem jeden Tag da raus zu gehen mit dem Gefühl, sich selber oder den Ansprüchen, den eigenen Ansprüchen nicht gerecht geworden zu sein, weil es einfach die Rahmenbedingungen nicht ermöglichen. Das hat mich irgendwann so belastet, gerade dann, wenn man examiniert ist. ... Aber das hat mich irgendwann so belastet, dass ich gedacht habe: [...] Dann ist es dahinten echt angenehmer, weil man auch besser abschalten kann. Also du gehst da raus, du hast halt! Klar ist nicht alles Gold was glänzt, das wissen wir ja, aber es ist für mein Privatleben und für meine Freizeit so rund herum wesentlich angenehmer und wesentlich besser vereinbarer. Weil auch die Dienste, die Dienste sind zwar von der Stundenzahl her länger, also wir arbeiten acht Stunden bis zu achteinhalb je nach Dienst." [Int. 3, 92].

- *Wertschätzung*
  Unter dieser Hauptkategorie sollen die Aussagen der Befragten hinsichtlich der in den Kapiteln 2, 4.2 und 4.3 zusammengetragenen Motivationsfaktoren rund um das Phänomen *Wertschätzung* betrachtet werden. Ankerbeispiele:

„[...] Die Wertschätzung ist manchmal auch schwierig, ist mehr auch durch Angehörige, die Gespräche führen wollen und dann fragen die direkt nach der Krankenschwester. So nach dem Motto, sie weiß das eh nicht. Man fühlt sich schon ein bisschen so als zweite Geige. Oder der Patient, der sagt, nein, er will mit der Krankenschwester reden." [Int. 4, 77].

- *Erleben von Diskrepanzen zwischen Stellenprofil und ausgeübter Tätigkeit*
  Die Frage nach der Verortung innerhalb des Pflegeteams und der Umgang mit eventuellen Schwierigkeiten und Diskrepanzen soll in dieser Hauptkategorie aus dem Material heraus erfasst werden. Vor allem die theoretischen Vorüberlegungen zum Verhältnis zu *Aides-Soignants* ohne Altenpflegeexamen sowie der Um-

gang und die persönliche Einordnung von möglichen Abweichungen zwischen Stellenprofil und tatsächlich durchgeführten Tätigkeiten (vgl. Kapitel 3.1 und 4.4, vgl. Hypothesen 2 und 3) sollen hier eruiert werden. Entsprechende Ankerbeispiele:

„Das ist halt eben auch, wie ich dann sage, man hat viel Verantwortung weniger, man kann unbedachter einfach Feierabend machen, geht da raus und sitzt nicht im Auto und habe ich nicht noch irgendwas wichtiges vergessen, weil man mit dem kaum in Berührung kommt. Man ist halt eher so die ausführende Kraft. Der hat gesagt, ich soll das so machen, okay, dann mache ich das so." [Int. 3, 100].

„[...] Es ist halt schwierig, damit umzugehen, weil man halt eben auch wenig Mitspracherecht hat. Wenn es zum Beispiel um Arztkontakt oder sowas geht - haben wir eigentlich gar keinen. Das wird alles über den Infirmier geregelt. Wir werden dann nachher über die weitere Therapie informiert. Das ist halt immer Beobachtungssachen, der eine sieht es so, der andere sieht es so, die Dringlichkeit, die Unterschiede, dann wird man halt auch manchmal nicht gehört. Manche Sachen werden in meinen Augen dann länger beobachtet wie es nötig wäre. Aber damit muss man sich abfinden, man ist dann halt eine niedrigere Instanz und der Infirmier entscheidet, er sieht das anders. [...]." [Int. 3, 76].

„Also die [anderen Aides-Soignants] sind eher so, die kommen dann zu mir und fragen dann erst mal nochmal nach, weil die auch ein bisschen Scheu haben. Weil die halt eben vieles auch nicht wissen und wollen halt nicht blöd dastehen. Es gibt dann halt eben ganz viele. Gut, ich bin auch so gut mit denen dran, sage ich jetzt mal." [Int. 1, 116].

Die jeweiligen Subkategorien wurden weitgehend induktiv aus dem Material heraus entwickelt. Eine deduktive Herangehensweise erschien in Bezug auf die Subkategorien zu einengend, um die notwendige Offenheit des qualitativen Forschungsparadigmas bei der Kodierung zu wahren und induktiv feststellbare Gesichtspunkte aus dem Material überhaupt erfassen zu können. So wurde ebenfalls die vierte Hauptkategorie „Berufliche Weiterentwicklungsmöglichkeiten" nach Bearbeitung des Materials ergänzt. Letztlich ergibt sich folgendes Kategoriensystem (Hauptkategorien innen, zugehörige Sukkategorien außen):

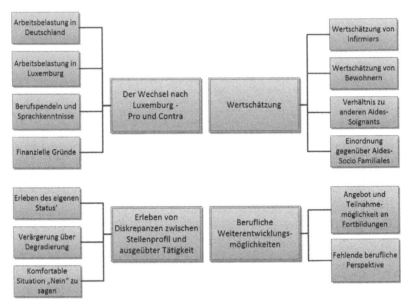

Abbildung 10: Das Kategoriensystem. Hauptkategorien mittig, Subkategorien seitlich. Eigene Darstellung.

6 Ergebnisdarstellung

Im Folgenden werden die Ergebnisse der im Vorfeld beschriebenen Interviews unter Bezug auf das entwickelte Kategoriensystem dargestellt. Zunächst wird eine grafische Übersicht über die dargelegte Hauptkategorie und deren Subkategorien gezeigt, im Anschluss daran erfolgt die zusammenfassende Beschreibung der einzelnen Subkategorien. Die Zitation der Originalaussagen aus den Interviews wurde, wie in Kapitel 5.2.3 erläutert, anhand der Kodierungsposition vorgenommen.

6.1 Der Wechsel nach Luxemburg – Pro und Contra

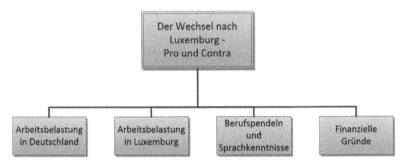

Abbildung 11: Hauptkategorie „Der Wechsel nach Luxemburg – Pro und Contra". Eigene Darstellung.

Die Abwägungen für den Wechsel nach Luxemburg lassen sich in die gezeigten Subkategorien untergliedern, auf die im Folgenden näher eingegangen werden soll. Die Trennung der beiden Subkategorien „Arbeitsbelastung in Deutschland" und „Arbeitsbelastung in Luxemburg" gestaltete sich recht schwierig, da von den Befragten häufig Angaben zur Arbeitsbelastung im direkten Vergleich zwischen Deutschland und Luxemburg getätigt wurden. Daher finden sich in beiden Subkategorien teilweise Angaben zu dem jeweils anderen Arbeitsort. Dennoch werden die beiden Subkategorien getrennt dargestellt, um die bestmögliche Übersicht zu gewährleisten.

6.1.1 Die Arbeitsbelastung in Deutschland

Als ein Grund für den Wechsel nach Luxemburg wird die hohe Arbeitsbelastung in deutschen Pflegeheimen genannt, in denen die befragten Altenpflege*fach*kräfte erste Berufserfahrung gesammelt haben. Die grundsätzlichen Arbeitsabläufe werden ähnlich beschrieben, Unterschiede in der Anzahl der zu betreuenden Bewohner kommen deutlich zur Sprache.

„Also zeitweise halt eben eigentlich wie in Deutschland, sage ich jetzt mal [...] Also vorher hatten wir das nicht, dass da ein Bett gemacht wird. Das mussten wir alles selber noch machen. Das zum Beispiel. Also ich komme an zum Frühdienst, ganz normal, eine Übergabe. Nach der Übergabe wird besprochen, wer wohin geht, weil, das ist in Seiten aufgeteilt. Und da sind wir zum Beispiel schon für 50 Bewohner zu sechst." [Int. 1, 27].

I: „Wenn Sie das mit Ihrer Arbeit damals in Deutschland vergleichen, mit diesen sechs Monaten, gibt es da gravierende Unterschiede? Sie haben schon ein paar Dinge angesprochen."

© Springer Fachmedien Wiesbaden GmbH, ein Teil von Springer Nature 2019
B. Schuh, *Die Statuspassage deutscher Altenpflegefachkräfte in Luxemburg*,
Best of Pflege, https://doi.org/10.1007/978-3-658-24736-2_6

B: „Ja, der Unterschied ist, dass ich das Gleiche gemacht habe, wie jetzt, plus die Krankenschwester, plus, dass ich nicht sechs Leute zu pflegen hatte, sondern 13, 14, 15, 16." [Int. 4,
64-65].

Ebenso werden die grundlegenden körperlichen wie psychischen Arbeitsanforderungen
des Pflegeberufs als schwer angesehen. Sie sind zwar größtenteils unabhängig vom
Arbeitsort, sofern eine Vergleichsgröße zwischen den Arbeitsbedingungen genannt wird,
ist dies die Personalausstattung und die damit verbundene Zeit für den Bewohner.

„Das ist schon ziemlich gleich, nur, es ist nicht so strapazierend, finde ich, hier in Deutschland.
Da ging das ja von vorne bis hinten nur durch, Waschen, weil du wirklich nur zu zweit oder zu
dritt warst für so und so viele Leute. Du wurdest den Bewohnern gar nicht gerecht. Also so
hatte ich immer das Gefühl." [Int. 1, 37].

„[...] ich mache meinen Beruf sehr gerne, muss ich sagen, aber die Rahmenbedingungen
sind in Luxemburg wie in Deutschland nicht besonders, finde ich. Die Rahmenbedingungen
sind einfach schwer. Die Schichtarbeiten, Wochenenden, man wird älter, ist körperlich und
psychisch schwere Arbeit [...]. [Int. 2, 87].

„[...] Man hat ständig die Bewohner, die nicht einfach sind und man hat halt eben dann wahrscheinlich noch Familie zuhause, wo es direkt weitergeht nahtlos. Also ich habe so im Nachhinein, wenn ich zurück gucke, das Gefühl, dass man da echt ein bisschen selbst drunter
untergeht an diesem Druck." [Int. 3, 126].

Der Spagat zwischen den Anforderungen an sich selbst hinsichtlich einer guten Pflege
und dem Druck der verursachenden Rahmenbedingungen werden von den Befragten
wahrgenommen und als auf der Mikroebene unlösbar empfunden. Erste Bewältigungsstrategien, die dazu beitragen, die Arbeitsbelastung in Deutschland dahingehend auszu-
halten, den eigenen Ansprüchen an die Arbeitsqualität nicht gerecht werden zu können,
werden bereits vage formuliert:

„[...] Aber gut, das ist dann halt, da muss man eben ein dickes Fell haben. Das hat man sich
in Deutschland schon angeeignet, weil da hat man ja von allen Seiten Druck, da ist es ja einfach schwer seinen eigenen Ansprüchen gerecht zu werden im Dienst." [Int. 3, 122].

Werden Unterschiede hinsichtlich der Arbeitsbedingungen ausgemacht, beziehen sich
diese zumeist auf den Umfang der Aufgabenbereiche oder auf die allgegenwärtige Personalausstattung. Das Ausmaß der Verantwortung als Altenpflegefachkraft in Deutschland im Vergleich zum Aufgabenbereich eines luxemburgischen Aide-Soignant macht
sich durchaus im Belastungsempfinden zusätzlich bemerkbar.

„Ja, ich würde sagen, so viel unterscheidet sich das gar nicht mehr von Deutschland. Bei uns
jetzt nicht. Wenn ich mich so zurück erinnere, war vielleicht, ja, zwischendurch hatte ich dann
noch als examinierte Fachkraft in Deutschland natürlich auch die Verantwortung und hatte
natürlich auch ein Telefon, wo dann alle Anrufe drauf gehen, wenn mal irgendwas, ein Arztbe-
such ist, zwischendurch mal noch eine Visite. Das fehlt mal so. Ansonsten so vom Ablauf her
ist es wirklich nicht so viel Unterschied." [Int. 2, 29].

„Aber dann in diesem Druck hier zu arbeiten, mit elf Tagen am Stück und drei Tage frei und
wieder elf Tage, das auf drei Schichten, mit einem Riesenmaß an Verantwortung auf den
Schultern. Und trotzdem jeden Tag da raus zu gehen mit dem Gefühl, sich selber oder den
Ansprüchen, den eigenen Ansprüchen nicht gerecht geworden zu sein, weil es einfach die
Rahmenbedingungen nicht ermöglichen. Das hat mich irgendwann so belastet, gerade dann,
wenn man examiniert ist." [Int. 3, 92].

Die quantitative wie auch qualitative Personalausstattung wird von den Befragten in
Deutschland teilweise spürbar schlechter bewertet. Daneben wird die hohe Anzahl an

Arbeitstagen an einem Stück im Vergleich zu Luxemburg als stark belastend beschrieben.

„[...] Das heißt, ich habe auch immer die Möglichkeit mir jederzeit Hilfe zu holen. Und es ist auch kein Problem, das zu gewährleisten. Also auch nicht für die Kollegen, also das ist wirklich nicht wie in Deutschland: ‚Ich kann jetzt nicht, ich bin gerade hier dran und da dran.' Und die Kapazität gar nicht da ist, sondern da ist wirklich immer eine helfende Hand da, auch nachts." [Int. 3, 74].

„Also ich habe wirklich auch noch Freundinnen, die in der Altenpflege hier in Deutschland arbeiten. Und wenn die mir da manchmal Sachen erzählen, also da stellen sich mir die Haare hoch. Wenn ich überlege, eine Fachkraft für das ganze Haus, der Rest sind nur Helferinnen, wie will man das denn! Und dann diese Tage am Stück. Bei uns gibt es höchstens mal sechs Tage am Stück und dann ist Feierabend, zumindest mal für einen Tag. Die gehen 13, 14 Tage am Stück, da hätte ich keine Lust mehr drauf. Was natürlich auch viele von uns relativ schnell vergessen und sich dann [...] auch wehren, wo ich dann manchmal so einen Rand gebe und sage: Überlegt mal, wie viel du vorher gegangen bist." [Int. 1, 134].

Jedoch werden mitunter, je nach Schicht, keine großen personellen Unterschiede ausgemacht:

I: „Hinsichtlich der Personalbesetzung, ist das irgendwie eine spürbare Größe, die sich von Deutschland unterscheidet? Eine spürbare Größe auch?"
B: „Kann ich jetzt auch nicht mehr so sagen. Also ich finde nicht, weil, man hört das immer so. In Luxemburg sind deutsche Verhältnisse. Das ist einfach so. Im Spätdienst zu zweit, 25 Bewohner, mit allem drum und dran zu betreuen". [Int. 2, 95].

Trotz der grundsätzlich hohen Arbeitsbelastung machen sich die unterschiedlichen Anforderungen im Bereich der Übernahme von Verantwortung in beiden Ländern bemerkbar. Die Bewertung der Entlastung von Verantwortung wird jedoch nicht durchgehend positiv bzw. entlastend bewertet. Dieser Punkt wird auch in Kapitel 6.4 ausführlich aufgegriffen. Als Reaktion auf die auch in Luxemburg nicht einfachen Arbeitsbedingungen treffen zwei Befragte Vorbereitungen zum Arbeitsplatzwechsel oder auch zum Ausstieg aus dem Beruf. Sie setzen sich aktiv mit diesem Gedanken auseinander und arbeiten an entsprechenden Alternativen für die berufliche Zukunft (vgl. Kapitel 6.4).
Davon abgesehen bewerten alle Befragten den Wechsel nach Luxemburg hinsichtlich der Arbeitsbedingungen und der Arbeitsbelastung als gewinnbringend. Folgende Aussage fasst dieses Paradigma anschaulich zusammen:

„Hier in Deutschland hat man dafür zehn Stunden Nachtdienst, das ist auch eine Katastrophe, finde ich. Das hat eigentlich schon vieles erleichtert, die Entscheidung darüber zu gehen, es hat sehr viel gelockt. Wenn man dann da angekommen ist, dann ist man erstmal/ Ja, gibt viele Momente, wo man denkt: ‚Ey also, ich bin ja auch nicht doof.'" [Int. 3, 92].

Dem gegenüber wird die Arbeitsbelastung in Deutschland von den Befragten anders eingeschätzt. Alle Befragten weisen Berufserfahrung als Altenpflege*fach*kraft in Deutschland auf, diese liegt allerdings im Durchschnitt 8,5 Jahre, jedoch mindestens fünf Jahre zurück.

6.1.2 Die Arbeitsbelastung in Luxemburg

Im Vergleich zur Arbeitsbelastung in deutschen Pflegeheimen wird die Arbeitsbelastung in Luxemburg als insgesamt geringer bewertet, was wiederum maßgeblich auf den Personalschlüssel zurückgeführt wird. Dies führt zu einer intensiveren Betreuung der Bewohner, was den Befragten eher ermöglicht, eine Arbeitsqualität zu erreichen, mit der sie subjektiv zufrieden sind.

„[...] in Luxemburg hat man durch den verbesserten Personalschlüssel, also mehr Personal bei weniger Bewohnern, die Möglichkeit, denen das zu erleichtern und da ein bisschen sensibler mit umzugehen, was hier schwierig ist oder schwierig war." [Int. 3, 25].

„Von der Pflege her, man ist bei Schwerstpflegefällen zu zweit am Bett und nicht alleine. Die Ärzte sind öfter da, wie im Altenheim in Deutschland und dadurch herrscht halt eben auch viel mehr Kommunikation und viel schnelleres Reagieren." [Int. 1, 23].

„Wenn ich eine dreiviertel Stunde brauche für jemanden, zum Duschen, mit Nagelpflege, mit Haarpflege, dann brauche ich eine dreiviertel Stunde. Dann fängt mein Team mich auf und gibt mir die Zeit auch." [Int. 1, 100].

„Ja. Weil einfach auch mehr Zeit da ist. Man kann wirklich mit den Leuten mal in den Garten gehen, man kann sich Zeit holen für psychosoziale Betreuung, also mal Gespräche führen. Das ist natürlich nie einfach in ein Heim zu ziehen und so und da braucht man einfach Zeit. Die kann man nicht einfach in so ein Heimalltag mit reinschmeißen und dann da einfach so untergehen lassen." [Int. 3, 23].

Aber auch die konkrete körperliche Entlastung in schwierigen Arbeitssituationen wird positiv hervorgehoben.

„[...] Man kann Rundgänge zum Beispiel dann zu zweit auf einer Station durchführen oder gewisse Bewohner zu zweit lagern und versorgen, weil es halt einfach dann auch um die eigene Gesunderhaltung geht." [Int. 3, 74].

Die Wahrnehmung der Arbeitsbelastung ist allerdings auch unter dem Aspekt der Personalausstattung nicht durchweg positiv bzw. führt nicht automatisch zu einer besseren Einschätzung der Arbeitsbedingungen als in deutschen Pflegeheimen.

„Also ich würde zwar so mittlerweile sagen, so, wie es zur Zeit auf meinen Wohnbereich ist, (...) ist es schlimmer als in Deutschland. Also so habe ich mich nicht gefühlt in meiner alten Einrichtung." [Int. 2, 113].

Neben der Arbeitsbelastung, die gemessen an der Dauer einer einzelnen Schicht länger als in Deutschland ist, spielt die Work-Life-Balance eine wichtige Rolle. Die gesetzlichen Bestimmungen zur Arbeits- und Ruhezeit in Luxemburg sind sehr gut bekannt. Die begrenzte Anzahl der Arbeitstage an einem Stück für die notwendigen Erholungsphasen wird in diesem Zusammenhang hervorgehoben und als angenehm beschrieben.

„Klar ist nicht alles Gold was glänzt, das wissen wir ja, aber es ist für mein Privatleben und für meine Freizeit so rund herum wesentlich angenehmer und wesentlich besser vereinbarer. Weil auch die Dienste, die Dienste sind zwar von der Stundenzahl her länger, also wir arbeiten acht Stunden bis zu achteinhalb je nach Dienst." [Int. 3, 92].

„In Luxemburg darf man höchstens sieben Tage am Stück arbeiten und von Sonntag bis Sonntag stehen einem 48 Stunden am Stück frei zu. Gehen Sie das in Deutschland mal suchen." [Int. 3, 124].

Aufgrund des höheren Gehalts im Vergleich zur Tätigkeit als Altenpflege*fach*kraft in einer deutschen Einrichtung ist eine Reduzierung des Stellenumfangs bei mindestens gleichem deutschen Vollzeitgehalt möglich, was bis dato ungewohnte zeitliche Freiräume schafft.

„[...] Man hat wieder Zeit für sich. Ich habe jetzt/ Gut mittlerweile arbeite ich auf 75 Prozent [...]. Dadurch arbeite ich 18 Tage im Monat und ich wusste anfangs erstmal gar nichts mit meiner Freizeit anzufangen. Also man hat gar kein Hobby, weil/ Also ich hatte kein, weil ich

vorher gar nicht die Gelegenheit hatte, eins auszuüben oder mir irgendeins auszusuchen. Und dann war ich die erste Zeit ein bisschen, dann habe ich da gesessen und dachte: ‚Mein Gott, was mache ich denn jetzt?' Mitten in der Woche, alle gehen arbeiten, ja, dann sitzt du da. Dann dachte ich: ‚Na gut, das ist ja auch lustig.' Und man hat halt finanziell Möglichkeiten, das Geld dann auch auszugeben, was man verdient." [Int. 3, 126].

Insgesamt wird der gute Personalschlüssel wiederholt hervorgehoben und direkt mit einer Grund-Zufriedenheit an die aktuelle *Aide-Soignant*-Stelle gekoppelt.

„Also die Arbeitsbedingungen, gerade jetzt in dem Heim wo ich arbeite, sind wirklich gut, weil wir sind gut besetzt. Ja. Da kann man sich wirklich nicht beschweren. Und da hat man Zeit, man ist nicht, wie sagt man immer, man muss nicht so viel buckeln, wie in anderen Heimen. Das weiß ich ja. Ich habe auch gefragt." [Int. 4, 167].

Insbesondere ergeben sich in diesem Zusammenhang erste interessante Hinweise auf das Selbstverständnis der deutschen Altenpflege*fach*kräfte in Luxemburg.

„Ein Krankenpfleger und vier deutsche examinierte Pflegekräfte. Also da halt Hilfskräfte, aber das ist natürlich eine ganz andere Qualität der Hilfskräfte, weil wir ja unsere Ausbildung haben. Wir wissen halt genau, wenn einer blau anläuft, was zu tun ist. Oder wenn der Zucker nicht stimmt oder was man kontrollieren muss." [Int. 3, 21].

Die Arbeitssituation mit faktisch fünf examinierten Pflegekräften in einer Frühschicht wird erfasst, trotzdem ist sich die Befragte ihrer offiziellen Rolle als Hilfskraft durchaus bewusst. In Kapitel 6.4 wird der Umgang mit dieser Statuspassage weiter vertieft. Die befragte Person Eins bringt ihre Einschätzung der Arbeitsrahmenbedingungen in Luxemburg wie folgt auf den Punkt:

„Ja, das ist schon viel schöner als in Deutschland." [Int. 1, 158].

6.1.3 Berufspendeln und Sprachkenntnisse

Das tägliche Fahren zur luxemburgischen Arbeitsstätte wird von den meisten Befragten nicht als problematisch angesehen, da bereits in Deutschland mit dem Auto zur Arbeitsstätte gependelt wurde. Dahingehend ergaben sich mit dem Wechsel nach Luxemburg nur geringe Veränderungen hinsichtlich der Strecke und der Fahrtzeit. Für die befragte Person Zwei war die Umstellungsphase, eine damals ungewohnte, weitere Strecke zu fahren, nicht einfach:

„Pendeln fand ich schon sehr negativ für mich persönlich jetzt, weil, ich bin zu dem Zeitpunkt grad mal wieder ein Jahr Auto gefahren hier in [...] so rundherum. Und das war eigentlich schon eine schwere Entscheidung. (...) Mittlerweile gehört es so dazu." [Int. 2, 15].

Inzwischen wird weniger die Fahrtstrecke, sondern die Fahrtzeit als einschränkend und belastend angesehen, da im Zusammenspiel mit der Arbeitszeit in der Einrichtung eine lange Abwesenheit von Zuhause entsteht.

„Zuerst mal bin ich jeden Tag anderthalb Stunde unterwegs zum Fahren, am Pendeln. Und arbeite in Luxemburg achteinhalb Stunden mit Pause und in Deutschland, meine ich, sind meistens noch siebeneinhalb gewesen. [...] Und die eine Stunde jeden Tag spürt man. Es ist so, an den Tagen, an denen man arbeiten geht, kriegt man sonst fast nichts mehr auf die Reihe. Also dann ist das so, da bin ich, wie gesagt, achteinhalb Stunden unterwegs zum Arbeiten und noch anderthalb Stunden unterwegs zum Hin- und Herfahren. Das sind dann zehn Stunden, die ich unterwegs bin." [Int. 2, 93].

Das Pendeln zur Arbeitsstätte wird insgesamt als normal angesehen, da an den jeweiligen Wohnorten der Befragten zumeist ohnehin nicht die Möglichkeit besteht, als Altenpflege*fach*kraft zu arbeiten. Berufspendeln ist in diesen Fällen notwendig, um seinen Beruf auszuüben. Auch die befragte Person Zwei stellt allein aufgrund des Pendelns die Stelle in Luxemburg nicht in Frage (vgl. Int. 2, 93).

Auch die zum Zeitpunkt des Wechsels nach Luxemburg vorhandenen bzw. nicht vorhandenen Sprachkenntnisse stellten für die Befragten kein ernsthaftes Hindernis dar. Keine der befragten Personen hat zu diesem Zeitpunkt die luxemburgische Sprache gesprochen, eine befragte Person sprach Französisch.

„Sprache war für mich weniger Thema, weil, ich höre immer zu, egal, ob jemand sprechen kann oder nicht, weil, irgendwie versteht man sich. So habe ich auch immer gedacht, war immer so meine Einstellung. Ich habe die Leute ziemlich schnell auch verstanden, die Leute mich allerdings nicht so schnell wie ich sie jetzt, aber ich habe mich halt immer bemüht, immer nachgefragt und immer gelernt.“ [Int. 2, 129].

Das Beherrschen eines ortsüblichen Dialektes erleichtert laut befragter Person Drei das Verstehen der luxemburgischen Sprache:

„Nein, Sprachproblematik, da hatte ich da gar keine Angst vor. Ich bin da wirklich jemand, der einfach redet und mit meinem [Wohnort]-Platt bin ich ganz schön weit gekommen. Ich habe die Leute auch verstanden. Das war eigentlich gar nicht so das Thema.“ [Int. 3, 92].

Zum Zeitpunkt der Befragung gaben alle Interviewten an, Luxemburgisch zu sprechen, was teilweise in den Einrichtungen per Test abgeprüft wurde; dies jedoch nicht als Einstellungskriterium, sondern im Laufe der beruflichen Tätigkeit. Die Notwendigkeit des Erlernens der Landessprache des Arbeitsortes wird dabei als selbstverständlich erachtet.

„Weil wenn man in einem fremden Land arbeitet und ob es jetzt kurz hinter Trier liegt oder nicht, ist ein anderes Land, hat eine andere Sprache und da sollte man sich, glaube ich, anpassen. So gehört sich das.“ Ich kann auch nicht in die Türkei gehen und sagen: ‚Warum spricht hier keiner Deutsch?‘“ [Int. 3, 134].

Auch die Durchführung, sprich der Erwerb bzw. das Aneignen von Sprachkenntnissen, wird pragmatisch gesehen und ist nicht mit Ängsten, dies nicht zu schaffen oder Zweifeln an den eigenen Fähigkeiten behaftet.

„Ja, also ich bin einfach hinein und ich habe gedacht, gut, ich habe Deutsch gelernt, dann werde ich halt Luxemburgisch lernen.“ [Int. 4, 45].

Das Erfordernis, einige Kilometer mit dem Auto zur Arbeit zu fahren, spielt in den Überlegungen der Befragten eine untergeordnete Rolle. Die Wegstecke zum Arbeitsort wäre in der Regel auch in Deutschland zurückzulegen gewesen, die Notwendigkeit dazu wird gelassen hingenommen. Das *grenzüberschreitende* Pendeln an sich hat keinerlei Nachteile für die Befragten. Luxemburgische Sprachkenntnisse sind zum Zeitpunkt des Wechsels nach Luxemburg bei keiner der interviewten Personen vorhanden. Dennoch wurden alle Befragten eingestellt, so dass diese Kenntnisse – zumindest zum damaligen Zeitpunkt, d.h. vor mindestens fünf Jahren – offenbar kein oder ein nur untergeordnetes Einstellungskriterium waren. Inzwischen sprechen alle Interviewten Luxemburgisch, jedoch nur eine befragte Person Französisch. Von Sprachproblemen mit Kollegen, Vorgesetzten, Bewohnern oder Angehörigen zum Zeitpunkt der Befragung wird nicht berichtet. In grenznahen luxemburgischen Pflegeheimen scheint das Beherrschen der luxemburgischen Sprache für das *Aides-Soignants*-Personal völlig auszureichen.

6.1.4 Finanzielle Gründe

Ein weiteres Motiv für den Wechsel nach Luxemburg stellen die wesentlich besseren Verdienstmöglichkeiten dar. Jedoch ist nicht allen Befragten von vornherein bewusst, wie gut diese Möglichkeiten tatsächlich sind.

I: „Also bei der Entscheidung hat das Gehalt im Prinzip wenig bis gar keine Rolle gespielt?"
B: „Nee, also wie gesagt, ich hab mich da drüber vorher gar nicht informiert, überhaupt nicht. Ich war da Probe arbeiten und vom Arbeiten her hat das mir so gut gefallen, dass es mir nachher egal war." [Int. 1, 108].

Bei anderen Befragten spielt die Gehaltssituation jedoch eine erhebliche, wenn nicht maßgebliche Rolle für den Wechsel.

I: „Was war denn da so Ihr, wenn Sie sich noch zurück erinnern können, Ihr Abwägungsprozess? Was gingen Ihnen da für Gedanken durch den Kopf?"
B: „Finanzen."
I: „Pro oder Contra?"
B: „Rein finanziell. Sonst ging mir gar nichts durch den Kopf. Ganz ehrlich, das war Grund der Entscheidung." [Int. 3, 85 – 88].

Hinsichtlich der Lebensumstände ist die Höhe des Gehalts ein wichtiger Baustein in Bezug auf die finanziellen Erfordernisse der Befragten im Zusammenspiel mit der Option, die Arbeitsbelastung zu reduzieren.

„Natürlich hat auch der Verdienst eine wichtige Rolle gespielt. Ich bin ja auch alleinerziehend gewesen und war hier in Deutschland eigentlich nur am Arbeiten. Und, ehrlich gesagt, man kann sich fast die Miete nicht leisten dann mit einem [Zahl]-jährigen Teenager, die ständig irgendwas Neues brauchen. Ich war auch eigentlich sehr, sehr müde." [Int. 2, 11].

Vielfach sind – in Kombination mit der Information zu den wesentlichen besseren Verdienstmöglichkeiten – persönliche Empfehlungen von Freunden mit ausschlaggebend für die Initiierung des Wechsels.

„So sagte meine Freundin: "In Luxemburg verdienst du mit 75 Prozent noch mehr Geld als in Deutschland mit 100 Prozent." Das ist auch so, definitiv." [Int. 2, 11].

Zusätzlich scheint bei der befragten Person Vier das Bewusstsein, in Deutschland ungerecht entlohnt zu werden, eine Triebfeder für den Wechsel gewesen zu sein, was sie deutlich artikuliert:

I: „Wie kam es denn zum Wechsel nach Luxemburg? Sie haben gesagt, Sie haben schon ein paar Monate in Deutschland gearbeitet und sind dann irgendwann gewechselt. Was war da der Punkt, warum Sie das gemacht haben?"
B: „Weil ich die Arbeitsbedingungen in Deutschland unmöglich fand und dafür der Verdienst auch. Weil man ja für vieles wenig kriegt, an Geld. Und ich wusste von anderen, dass man hier ordentlich Geld kriegt. Also doppelt so viel."
I: „Okay."
B: „Also das war für mich die erste Motivation."
I: „Gab es noch weitere, andere Dinge oder war das der Hauptgrund?"
B: „Hauptgrund war das. Und also auch die Hoffnung, dass da die Arbeitsbedingungen besser sind. Weil dann wäre ich sonst aus dem Beruf ausgestiegen, ziemlich schnell." [Int. 4, 36 – 41].

Die Option des Berufsausstiegs wird hier ebenso deutlich formuliert wie das Hauptmotiv der besseren Bezahlung. Der angedeutete Berufsausstieg basiert scheinbar in erster Linie auf der als zutiefst ungerecht empfundenen Bezahlung in Deutschland. Die Hoffnung auf bessere Arbeitsbedingungen wird zwar artikuliert, scheint aber nicht im Vordergrund zu stehen. Die Gründe für den Wechsel nach Luxemburg sind vielfältig und nur in seltenen Fällen auf einen einzigen Faktor zurückzuführen. Ein entscheidendes Merkmal scheint jedoch die Bezahlung in Relation zur physischen und psychischen Arbeitsbelastung zu sein. Der primäre Grund, der häufig durch Freunde oder Bekannte übermittelt wird, ist das wesentlich höhere Gehalt im Vergleich zu Deutschland. In Luxemburg angekommen, erfährt der Wechsel positive Bestätigung durch die als geringer empfundene Arbeitsbelastung, den besseren Personalschlüssel und die dadurch gewonnene Pflegezeit für die Bewohner. Je länger die Befragten in Luxemburg arbeiten, desto mehr vereinheitlichen sich die Ansichten bezüglich der Arbeitsbelastung jedoch. Die maximale Anzahl der Arbeitstage am Stück wird als durchweg positiv bewertet und dient immer wieder als Vergleichskriterium zu der Arbeit in Deutschland. Die Notwendigkeit des Pendelns sowie sprachliche Anforderungen spielen bei den Befragten eine untergeordnete Rolle, sie werden von keinem Befragten als hemmende Faktoren für einen Wechsel nach Luxemburg genannt.

6.2 Wertschätzung

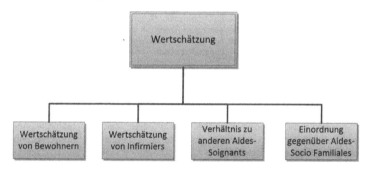

Abbildung 12: Übersicht: Hauptkategorie „Wertschätzung" mit Subkategorien. Eigene Darstellung.

Die Kategorie „Wertschätzung" untergliedert sich in verschiedene Subkategorien, die theoretisch (vgl. Kapitel 2 und 4.3) maßgebliche Motivationsfaktoren für Pflegekräfte ausmachen. Diese Subkategorie „Wertschätzung in Deutschland" wurde im Rahmen der Kategorienüberarbeitung gestrichen, da sie vorrangig dem Vergleich zur aktuellen Arbeitssituation in Luxemburg dienen soll, die differenzierter im Folgenden betrachtet wird.

6.2.1 Wertschätzung von Bewohnern

Die Einschätzung der eigenen Arbeitsleistung als gut oder nicht gut und damit als für sich selbst zufriedenstellend oder nicht wird von der Rückmeldung der Bewohner mitbestimmt. Im direkten Vergleich zur Arbeit in Deutschland fallen den Befragten deutliche Unterschiede auf.

„Weil man einfach immer Rückmeldungen gekriegt hat. Ich habe von Bewohnern in erster Linie immer gute Rückmeldungen gekriegt. Das hat mir immer sehr viel gegeben. Aber auch von der Bereichsleitung, von Kollegen. Man war immer im Gespräch. Es war so ein familiäres Verhältnis." [Int. 2, 119].

Gerade die genannten guten Bewohner-Rückmeldungen werden – korrelierend mit den Aussagen der vorgestellten Motivationstheorien in Kapitel 4.3 – als sehr befriedigend für die Pflegenden eingeschätzt. Das Bewohner-Klientel in Deutschland und Luxemburg wird sehr unterschiedlich wahrgenommen:

B: „[...] auch Bewohner sind hier in Deutschland, hat man den Eindruck, dankbarer. In Luxemburg hört man dann ganz oft, ich sage immer: ‚Hebe mir mal die Hand aus der Sonne, weil ich bezahle dich dafür.' Und das sind halt eben Sachen, wo die hier in Deutschland nicht passieren." [Int. 3, 112].

I: „Und wenn Sie die Wertschätzung der Bewohner ansprechen. Ist das eine Sache, die Sie jetzt vermissen? Ist das, wenn es eine andere Sache in Deutschland war, konnte man davon zehren in Deutschland, war das der Stressabbau?"

B: „Ja, ja, absolut, absolut. Das fehlt schon. Das ist wirklich manchmal hart." [Int. 2, 115 – 116].

Da die Anerkennung von Leistung und die damit verbundene Wertschätzung elementare Motivationsfaktoren darstellen, soll die empfundene Wertschätzung am aktuellen Arbeitsort in Luxemburg näher beleuchtet werden.

„[...] Das ist halt eben auch viel, was unsere Arbeit entlohnt, ist halt einfach die Dankbarkeit und das Empfinden der Leute, dass man denen was Gutes tun kann und dass man auch das Gefühl hat, dass man was Gutes gemacht hat. Und wenn das dann teilweise wegfällt oder ins Gegenteil umschlägt, ist das sehr schwer, damit umzugehen." [Int. 3, 118].

Teilweise können die Befragten den Grund für eine Änderung des bislang in Deutschland als von den Bewohnern als gut empfundenen Arbeits- und Kommunikationsverhaltens nicht nachvollziehen, was zunächst zu Verunsicherung führt. Der letztliche Befund einer Mentalitätsfrage der Bewohner ist insofern unbefriedigend, als dass er durch das Handeln der Pflegenden nicht veränderbar ist oder nur ein großes Maß an persönlicher Anpassungsfähigkeit erfordert, auf die bis dato gewohnte Art und Weise der Wertschätzung von Bewohnern teilweise zu verzichten:

„Bewohner, muss ich sagen, als ich rüber gewechselt bin, war ich eigentlich ziemlich erstaunt über mich selbst, weil ich immer einen sehr guten Draht zu den Bewohnern hatte, immer schnell einen Bezug hergestellt, immer eine Beziehung aufgebaut. Ich habe viel darüber nachgedacht, ob es vielleicht an mir gelegen hat, dass ich mich ein bisschen mehr zurückgehalten hatte." [Int. 2, 123].
I: „Also Sie haben viel darüber nachgedacht, haben Sie gesagt. Haben Sie für sich dann einen Grund finden können oder lag das wirklich nur daran, dass Sie neu waren, dass Sie vielleicht nicht Luxemburgerin sind? Oder lag das allgemein an der Mentalität, wie Sie eben sagten? Sind Sie da für sich auf ein Ergebnis gekommen, als Sie darüber nachgedacht haben?"
B: „Ich denke, beides. Also ein bisschen auch so mit an mir, dass ich vielleicht nicht so offen auf die Leute auch zugegangen bin, aber mit Sicherheit auch ein großes Stück an der Mentalität, weil die Leute auch nicht so offen waren anfangs." [Int. 2, 126 – 127].

Das Verhalten von Angehörigen und Bewohnern in Bezug auf den offiziellen Status des Pflegehelfers in Luxemburg macht die durchlaufene Statuspassage der deutschen Altenpflege*fach*kräfte in Luxemburg deutlich:

„[...] Die Wertschätzung ist manchmal auch schwierig, ist mehr auch durch Angehörige, die Gespräche führen wollen und dann fragen die direkt nach der Krankenschwester. So nach

dem Motto, sie weiß das eh nicht. Man fühlt sich schon ein bisschen so als zweite Geige. Oder der Patient, der sagt, nein, er will mit der Krankenschwester reden." [Int. 4, 77].

„[...] Auch von Angehörigen oder so, die eigentlich nur verlangen und verlangen und egal was man macht, es ist alles falsch bevor dann mal ein Merci kommt." [Int. 3, 122].
Neben der Wertschätzung durch die Pflegeempfänger ist das Pflegeteam ein weiterer wichtiger Faktor, wie sich Arbeitszufriedenheit entwickeln kann.

6.2.2 Wertschätzung von Infirmiers

Die Wertschätzung im Pflegeteam, insbesondere zu den disziplinarisch übergeordneten, aber auf gleichem Niveau qualifizierten *Infirmiers* soll innerhalb dieser Subkategorie beleuchtet werden. Die Befragten geben grundsätzlich an, dass in ihren Einrichtungen viele *Infirmiers* aus Deutschland, also z.B. mit in Deutschland erworbenem Gesundheits- und Krankenpflegeexamen, arbeiten. Das ermöglicht einerseits eine sprachlich problemlose Kommunikation, andererseits macht es den Befragten ihre durchlaufene Statuspassage deutlich, da die beiden Ausbildungen aus Deutschland bekannt sind und dort auf einer Qualifikationsstufe angesiedelt sind. Bei der Übernahme übertragener konkreter Aufgaben von *Infirmier* zu deutschem *Aide-Soignant* kann wohl teilweise von einer punktuellen Wertschätzung gesprochen werden, die oftmals den Hygienefaktor „Dienstaufsicht" aus Herzbergs Motivationstheorie tangiert.

I: „Wie geht es Ihnen mit der konkreten Lösung, dass die Infirmier sagt: Wundverband darfst du bei mir machen? Ist das eine gute Lösung oder würden Sie sagen: Ach, das würde ich lieber offiziell machen. Oder ist das Ihnen egal, Hauptsache, Sie können es machen, weil Sie es ja können?"
B: „Ja, das kommt immer so drauf an, weil, manchmal fühlt man sich eben auch ausgenutzt. Dann sagt die Infirmier: Ich hab so viel zu tun, kannst du mal gerade? Und das andere Mal lässt sie dich das dann wieder nicht machen. Das ist immer so ein Hin und Her, wo ich dann auch sage: Stopp, bis hierhin und nicht weiter. Weil, Ausnutzen lasse ich mich im Prinzip nicht." [Int. 1, 53 – 54].

„Nein, auch in Luxemburg jetzt, es gibt da schon mal Diskussionen zwischen Krankenpflegern, die ja, wie gesagt, die examinierten Fachkräfte drüben sind und ihr ja die nichtexaminierten. Aber auch Fachkräfte: "Ihr könnt das ja." Dann heißt es: "Ihr könnt das auch machen. Ihr könnt das ja." Das wird dann auch schon mal gerne so ein bisschen gemacht, je nachdem." [Int. 2, 45].

Insgesamt wird die Wertschätzung durch *Infirmiers* als unterschiedlich beschrieben. Beim Informationsaustausch in der Dienstübergabe bezüglich der konkreten Situation von Bewohnern werden Meinungen und Äußerungen der deutschen Altenpflege*fach*kräfte berücksichtigt.

„Nee, also die Diskussion läuft ganz normal. Ich meine, wir haben beide in dem Punkt Examen und die Diskussionen laufen dann während einem Rapport, also mehr wie eine Fallbesprechung. Und da wird auch jeder gefragt. [...] Also es ist mehr so ein riesiges Team, mit allen zusammen". [Int. 1, 86].

Bei der Mitwirkung hinsichtlich pflegerischer Entscheidungen scheint die den deutschen Altenpflege*fach*kräften entgegengebrachte Wertschätzung weitaus differenzierter zu sein:

„[...] Also von der Art und Weise wie manche mit einem umgehen oder von der Wertschätzung, glaube ich ist das richtige Wort, denke, dass man hier in Deutschland anders angesehen ist. Also man hat schon vielleicht eine bessere Wertschätzung. Ich habe auch viele Kollegen, die sagen: ,Mein Gott, ich glaube, die Putzfrau hat mehr zu sagen wie ich oder mehr Einfluss." [Int. 3, 110].

Dieses Empfinden mündet in der Frage, wie die deutschen Altenpflege*fach*kräfte ihren Status in Luxemburg ·in diesem Kontext bzw. Spannungsfeld erleben und damit umgehen. Dieses Kernthema soll in der folgenden Kategorie behandelt werden.

6.2.3 Verhältnis zu anderen Aides-Soignants

Das Verhältnis zu anderen, nicht in Deutschland examinierten *Aides-Soignants* ist vor allem von normal erscheinenden, zwischenmenschlichen Faktoren abhängig, die von der unterschiedlichen Qualifikation unabhängig sind.

I: „[...] Wie ist denn das Verhältnis zwischen den Aides-Soignants im Team so?"

B: „Unterschiedlich. Ich muss sagen, das ist auch unterschiedlich. Kommt immer auch mit auf das Zwischenmenschliche an und den Umgang." [Int. 2, 54 – 55].

Die Tatsache, dass die Ausbildung zur deutschen Altenpflege*fach*kraft als wesentlich fundierter empfunden wird als die schulisch geprägte luxemburgische *Aide-Soignant*-Ausbildung, wird vielfach deutlich.

„Da ist dann auch nochmal ein Unterschied, weil, die haben eigentlich sehr vieles nicht gelernt, was wir auch gelernt haben. Zum Beispiel die haben auch wirklich nur trockene Verbände gelernt. Da endet es dann bei der Wundversorgung schon mit Trockenverbänden. Das weiß dann auch jeder, sie können es einfach nicht. Sie haben es nie gelernt. Da stellt sich die Frage dann schon mal nicht." [Int. 2, 51].

Der Anspruch an die Qualität der pflegerischen Arbeit der *Aide-Soignant*-Kollegen wird im Spiegel der folgenden Situationsbeschreibung deutlich:

„Aber es ist halt schade, dass den Aides-Soignants das Wissen halt fehlt. Weil wie ich eben schon sagte, wir arbeiten mit Menschen und da ist manchmal eine Beobachtungsgabe und einen Zusammenhang herzustellen, wenn ich sehe, sie werden ganz komisch grau im Gesicht und kriegen blaue Lippen, dann weiß ich, dass sie ein Problem mit dem Sauerstoff und mit dem Herz wahrscheinlich haben. Und um das jetzt mal ganz krass zu sagen, dann kann das schon passieren, dass jemand dann der in Luxemburg gelernt hat, ‚Och ich glaube, dem geht es nicht gut.‘ Dann legt er den ins Bett und macht die Beine hoch, so grundverkehrt. Werden aber Parameter kontrolliert/ Also keine Vitalzeichen kontrolliert, dass man sagt: ‚Okay, ich muss jetzt Blutdruck messen, Sauerstoff, ich muss hier einen informieren.‘, sondern das wird halt eben so, so ich sage mal so die Hausmütterchen Art: ‚Och ja, mal einen Waschlappen auf die Stirn, dann ist es gut.'" [Int. 3, 106].

In der Konsequenz wird keinerlei Verärgerung über ein solches mutmaßliches Verhalten geäußert, vielmehr wird die Angleichung der Qualifikation befürwortet.

„Also ich würde mir wünschen, dass die Ausbildung, die Art und Weise der Ausbildung wie sie in Luxemburg stattfindet sich ändern würde. Und auch ein bisschen mehr im Praktischen. Also die sind eigentlich die ganze Zeit in der Schule. [...] Durch sehen und empfinden und merken und auch mal Sachen passieren, wo man daneben steht und mal ganz kurz selber in Schock gerät. Wenn man sowas noch nie gesehen hat oder nicht erlebt hat. Und die machen halt immer nur so zwischendurch Praktika. [...] Und die kommen halt dann fertig ausgebildet und arbeiten genauso wie ich, aber da fehlt halt so ein bisschen Praxiserfahrung, finde ich. [...] Da haben sie einen Mangel in ihrer Ausbildung. Also ist für mich zu viel Schule und zu wenig Praxis. Und denke ich auch, dass dadurch dann gewisse Defizite kommen, weil man einfach keine Erfahrung damit hat." [Int. 3, 108].

Teilweise wird eine Art Vermittlerfunktion der deutschen Altenpflege*fach*kräfte zwischen den luxemburgischen *Aides-Soignants* und den *Infirmiers* beschrieben, bspw. wenn es darum geht, Unsicherheiten bei Fragen zu beheben.

„Also die sind eher so, die kommen dann zu mir und fragen dann erst mal nochmal nach, weil die auch ein bisschen Scheu haben. Weil die halt eben vieles auch nicht wissen und wollen halt nicht blöd dastehen. Es gibt dann halt eben ganz viele. Gut, ich bin auch so gut mit denen dran, sage ich jetzt mal. Und dadurch gehen die halt eben auch hin und fragen mich dann zuerst: Ja, hör mal, kann ich sowas fragen oder kann ich das nicht fragen?" [Int. 1, 116].

Die Diskrepanzen hinsichtlich der unterschiedlichen Ausbildung bzw. Qualifikation von in Luxemburg ausgebildeten *Aides-Soignants* wird wahrgenommen und mit den eigenen Fähigkeiten verglichen. Dabei wird diese Diskrepanz als verständlich und erklärbar erlebt. Als Ungerechtigkeit in Bezug auf die gleiche Gehaltseinstufung wird sie dagegen explizit nicht erlebt:

I: „[...] Oder sagen Sie, wenn ich mich mehr einbringe, wenn ich mehr Informationen zu den Patienten weiß, was Sie eben gesagt haben, dann ist das auch schon so, dass ich mich da besser auskenne, durch meine Ausbildung, besser, mehr engagiere auch vielleicht und andere können das ja im Prinzip gar nicht, trotzdem sind die ja gleich eingestuft."

B: „Ja."

I: „Ist das ein Thema bei Ihnen? Beschäftigt einen das? Oder ist das einfach so?"

B: „Für mich ist das einfach so. Also das ist nicht das, was mir Probleme bereitet." [Int. 4, 132 – 135].

Vervollständigt wird diese Hauptkategorie mit der Einstufung der deutschen Altenpflege*fach*kräfte gegenüber den geringer qualifizierten Aides-Socio Familiales.

6.2.4 Einordnung gegenüber Aides-Socio Familiales

Die Einordnung gegenüber den Aides-Socio Familiales, kurz ASF, erfolgt mithilfe des Vergleichs der zugewiesenen Pflegetätigkeiten. Dies geschieht teilweise sprachlich sehr drastisch.

„[...] Spätdienst ist meistens ein Aide-Soignant, auf meinem Bereich meist ich dann mit einem Helfer, der noch ASF, Aide-Socio Familiale, ist. Die dürfen gar nichts." [Int. 2, 97].

Die Qualifikation und Qualifikationsdauer der ASF ist durchaus bekannt, die Grenzen der vordefinierten pflegerischen Tätigkeiten ebenso wie die Abgrenzung zum *Aide-Soignant*. Das problemlose Arbeiten im Team wird hervorgehoben.

„Und in Luxemburg ist das nochmal unterteilt, da gibt es Aides-Socio Familiales, das ist dann quasi wie hier so eine einjährige Pflege-Ausbildung. Die haben wir auch. Da ist halt dann, die dürfen keine Medikamente verteilen. Da merkt man halt schon den Unterschied, dass das so geregelt ist, dass die weniger qualifiziert sind. Arbeiten aber sonst vollständig genau mit, also eigentlich im Berufsalltag fällt das nicht auf." [Int. 3, 52].

Außerdem dürfen Aides-Socio Familiales laut Interviewpartner Vier anscheinend keine Dokumentationen vornehmen, so dass eine direkte Pflegedokumentation durch eine ASF selbst nicht möglich ist. Dadurch wird die „Zuarbeitsfunktion" auch in dieser Form manifestiert.

„Also was ich merke, zum Beispiel diese Hilfskraft, die in Luxemburg ausgebildet worden sind, das sind meistens so diese sogenannten ASFs, die dürfen dann noch weniger als wir und zwar offiziell. [...] Die dürfen keine Medikamente verteilen, die dürfen keine Subkutan-Spritze

machen. Also insofern da merkt man das und der Unterschied/ Und wir haben dann auch so eine [digitalisierte Dokumentation] und sie dürfen ihren Namen da nicht eingeben." [Int. 4, 129].

Die Abgrenzung zu den ASF erfolgt deutlich und bestimmt anhand der klar definierten Regelungen für diese Berufsgruppe. Eine Überschreitung dieser definierten Regeln wird von keiner interviewten Person berichtet.

6.3 Erleben von Diskrepanzen zwischen Stellenprofil und ausgeübter Tätigkeit

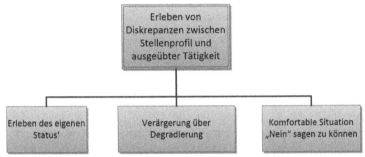

Abbildung 13: Übersicht: Hauptkategorie „Erleben von Diskrepanzen zwischen Stellenprofil und ausgeübter Tätigkeit" mit Subkategorien. Eigene Darstellung.

Diese Kategorie subsummiert verschiedene Paradigmen der befragten Altenpflege*fach*kräfte in Luxemburg, die allesamt die unterschiedlichen Einordnungen in das luxemburgische Pflegesystem thematisieren. Die auf der Mikroebene auftretenden Schwierigkeiten der Einordnung der eigenen Rolle in diesem System werden anhand einiger von den Befragten beschriebener Beispiele deutlich.

6.3.1 Erleben des eigenen Status'

Die Verortung der eigenen Rolle innerhalb des Pflegeteams eines Wohnbereichs ist für die Befragten nicht so einfach, wie es die formale Trennung durch die luxemburgische Berufsgruppenzugehörigkeit vermuten lässt. Folgende Aussage zeigt eindrücklich den Kern der Statuspassage, die die deutschen Altenpflege*fach*kräfte in Luxemburg durchlaufen:

„Ein Krankenpfleger und vier deutsche examinierte Pflegekräfte. Also da halt Hilfskräfte, aber das ist natürlich eine ganz andere Qualität der Hilfskräfte, weil wir ja unsere Ausbildung haben. Wir wissen halt genau, wenn einer blau anläuft, was zu tun ist. Oder wenn der Zucker nicht stimmt oder was man kontrollieren muss." [Int. 3, 21].

Einerseits Fachkraft, aufgrund der erworbenen Qualifikation als examinierte Altenpflege*fach*kraft in Deutschland, andererseits Hilfskraft, aber von ganz anderer Qualität. Die Personalsituation in Luxemburg stellt sich auf formaler Ebene also ganz ähnlich dar wie in Deutschland:

„[...] Ich sage nur Personalschlüssel ist ein ganz großes Thema, Qualifikationen, mit denen man arbeitet. Weil hier in Deutschland ist das ja meist examiniert und steht damit meistens allein im Dienst und hat dann Hilfskräfte, Schüler, Praktikanten." [Int. 3, 9].

Wo in Deutschland eine Altenpflege*fach*kraft für einen Wohnbereich verantwortlich ist, ist es in Luxemburg der *Infirmier*. Hilfskräfte scheinen hier wie dort ausreichend vorhanden zu sein, die Qualifikation dieser Hilfskräfte ist jedoch grundlegend verschieden, so dass die Quote der „examinierten Pflegekräfte" [Int. 3, 21], also der examinierten Gesundheits- und Krankenpflegekräfte sowie Altenpflegekräfte, in einer Frühschicht im Vergleich zwischen Luxemburg und Deutschland 5 : 1 betragen kann. Bereits an dieser Stelle wird die Problematik der Definition des eigenen Status' in Luxemburg greifbar. Der von den Befragten als unzureichend angesehene Einsatz vieler Hilfskräfte in Deutschland ist in Luxemburg formal genauso gegeben, mit dem entscheidenden Unterschied, dass dort deutsche Altenpflege*fach*kräfte als Hilfskräfte fungieren. In der eigenen Wahrnehmung der deutschen Altenpflege*fach*kräfte deutet sich hier bereits an, dass sie sich nicht oder nicht nur als Hilfskräfte definieren. Das Verständnis, warum diese Diskrepanz zwischen Qualifikation und Rolle besteht, ist durchaus vorhanden:

„Das ist eben so, wo man sich nach richten muss. Ansonsten grundsätzlich denke ich, dass das halt ursprünglich an der Ausbildung liegt, die in Luxemburg angeboten wird zur Aide-Soignant, dass unsere Qualifikation da nicht anerkannt ist. Also die Qualität der Ausbildung ist da wesentlich geringer wie hier in Deutschland. Und deswegen, weil die das nicht nachvollziehen können, werden wir auch immer Hilfskräfte dahinten bleiben. [Int. 3, 104].

Die Einordnung, ob eine Pflegetätigkeit durch eine *Aide-Soignant* durchgeführt werden darf oder die Durchführung durch einen *Infirmier* erfolgen müsste, wird teilweise erst durch problemzentriertes Nachfragen erkennbar. Von der Aussage, Delegation in diesem Bereich sei in Ordnung, zeigt sich im Gesprächsverlauf, dass es sich um eine inoffizielle Absprache auf persönlicher Ebene zwischen *Infirmier* und der befragten Person handelt.

B: „Es gibt natürlich auch Sachen, die die Infirmier uns zutrauen. Die delegieren, können das ja auch abdelegieren und dann/ Ich hatte zum Beispiel mal einen Wundverband gemacht, weil ich mich auch für Wunden interessiert habe, und kann aber nicht die Wundmanagementausbildung machen, weil, wie gesagt, mein Examen in Luxemburg nicht anerkannt ist. Und dann habe ich aber die Wundverbände gemacht, unter Aufsicht, und dann durfte ich sie danach auch machen. Und dann war aber immer nur bei einer, weil die sich davon überzeugt hat, dass ich das kann und dass ich ihr das auch richtig wieder weitergebe."

I: „Also ist das mehr oder weniger so [...] auf der persönlichen Ebene gewesen. Man kennt sich halt und die Infirmier weiß, Sie können das, hat sich davon überzeugt sogar und seitdem machen Sie das, obwohl das jetzt mal ganz, ganz streng genommen, wäre sie nicht dabei."

B: „Streng genommen darf ich nur das."

I: „Aber auf dieser Ebene ist das so geregelt, das ist für alle Beteiligten okay. Ja, super."

B: „Gut, es gibt natürlich auch welche, die lassen das gar nicht zu. Die überzeugen sich auch nicht davon, die sagen: Nein, ich mach das lieber selber, ich dokumentiere das, ich halte meinen Kopf dafür nicht hin. Klar, natürlich. Wenn ich jetzt einen Fehler baue, ist die Infirmier in dem Moment dran. Wie es hier bei einer Altenpflegehelferin und einer Altenpflegerin ist." [Int. 1, 43 – 48].

Die Situation, für viele pflegerische Entscheidungen nicht verantwortlich zu sein, wirkt aber teils auch entlastend auf die deutschen Altenpflege*fach*kräfte.

„Also ich bin oft froh, dass ich die Verantwortung nicht tragen muss, weil das erleichtert mir meine/ Ja, na klar erleichtert das. Also Verantwortung ist halt eben immer Macht auch, aber auch viel Druck. Man hat halt viele Möglichkeiten damit, aber man hat auch viel Belastung damit." [Int. 3, 78].

Eine gewisse Unbeschwertheit gegenüber der Tätigkeit als verantwortliche Pflege*fach*kraft in Deutschland wird resümiert:

„Das ist halt eben auch, wie ich dann sage, man hat viel Verantwortung weniger, man kann unbedachter einfach Feierabend machen, geht da raus und sitzt nicht im Auto und habe ich nicht noch irgendwas wichtiges vergessen, weil man mit dem kaum in Berührung kommt. Man ist halt eher so die ausführende Kraft. Der hat gesagt, ich soll das so machen, okay, dann mache ich das so. Was dann schwierig ist, ist, dass man ja auch was gelernt hat und manchmal denkt, es gibt Sachen, die kann ich einfach dann nicht so annehmen." [Int. 3, 100].

Die Grenze der Unbeschwertheit wird in Form der freiwilligen Degradierung in einem Atemzug genannt. Eine klare Absage oder ein klares Befürworten der Rolle als für Vieles nicht verantwortliche Pflege*hilfs*kraft findet sich bei keiner befragten Person.

Die Definition der eigenen Rolle scheint sich dynamisch auf einer Art Kontinuum zu bewegen. Die Dynamik liegt dabei in den Händen der deutschen Altenpflege*fach*kraft, die als *Aide-Soignant* arbeitet: Sie streben einerseits nach mehr Anerkennung, mehr Wertschätzung ihrer Qualifikation und übernehmen gerne mehr Verantwortung. Diese Unterkategorie wird im folgenden als **Verärgerung über Degradierung** bezeichnet. Andererseits können sich die deutschen Altenpflege*fach*kräfte, die als *Aides-Soignants* arbeiten, auf ihre formale Rolle der Hilfskraft berufen und sich dorthin zurückziehen, wenn sie es für nötig halten oder es möchten. Die ihnen von *Infirmiers* teilweise übertragenen Aufgaben, die zwar ihrer Qualifikation, nicht aber ihrem Stellenprofil entsprechen, können mit Verweis auf das offizielle Stellenprofil abgelehnt werden. Dies führt zu einer jederzeit möglichen, dynamischen Handhabung des Status'. Diese Subkategorie ist mit **Komfortable Situation „Nein" sagen zu können** überschrieben. Folgendes Schaubild soll diese Situation der dynamischen Rollenzuweisung verdeutlichen:

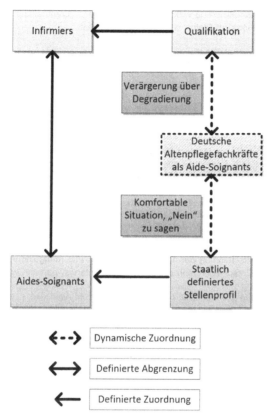

Abbildung 14: Qualifikations-Stellenprofil-Kontinuum, in dem sich deutsche Altenpflege*fach*kräfte in Luxemburg bewegen. Eigene Darstellung.

6.3.2 Verärgerung über Degradierung

Die Möglichkeit, einzelne Pflegetätigkeiten auf Basis der eigenen Qualifikation und unter persönlicher Absprache mit dem *Infirmier* durchführen zu können, führt jedoch nicht automatisch zu Wertschätzung oder Anerkennung, sondern verunsichert die Befragten, da diese Grauzone immer neu ausgehandelt werden muss.

I: „Wie geht es Ihnen mit der konkreten Lösungen, dass die Infirmier sagt: Wundverband darfst du bei mir machen? Ist das eine gute Lösung oder würden Sie sagen: Ach, das würde ich lieber offiziell machen. Oder ist das Ihnen egal, Hauptsache, Sie können es machen, weil Sie es ja können?"

B: „Ja, das kommt immer so drauf an, weil, manchmal fühlt man sich eben auch ausgenutzt. Dann sagt die Infirmier: Ich hab so viel zu tun, kannst du mal gerade? Und das andere Mal lässt sie dich das dann wieder nicht machen. Das ist immer so ein Hin und Her, wo ich dann auch sage: Stopp, bis hierhin und nicht weiter. Weil, Ausnutzen lasse ich mich im Prinzip nicht." [Int. 1, 52 – 53].

Letztlich führt dies bei Interviewpartner Eins zu der Vermutung, er solle ausgenutzt werden, was dem Sinne von Wertschätzung und Anerkennung in keiner Weise entspricht und so nicht arbeitsmotivierend wirken kann. Von offener Vorenthaltung von Informationen aufgrund des Hilfskraft-Status' wird ebenfalls berichtet:

„Ich hab auch schon Sätze bekommen wie „du musst das nicht wissen", wenn ein BTM-Pflaster angesetzt worden ist, ein 12er, dann frage ich natürlich: Ja, wie viel Mikrogramm, und dann sagt sie: Ja, das musst du nicht wissen. Entschuldigung, ich bin Nachwache, ich bin für 50 Personen hier, unten ist die Infirmier und die kennt hier oben keinen, dann möchte ich wenigstens Antwort geben können. So Sätze werden von einer luxemburgischen [Aide-Soignant] jetzt nicht gekommen, weil die da gar nicht so weit, sage ich mal, nachdenken oder sich verantwortlich fühlen, weil die wirklich nur das lernen. Die haben mit Medikamenten in dem Sinne nicht viel zu tun." [Int. 1, 67].

Die grundsätzlich fehlende Wertschätzung wird auch von Interviewpartner Vier beklagt, jedoch eher bezogen auf das generelle fachliche Können. Das Gefühl, eintönige Arbeit zu verrichten, ohne gefordert zu sein, wird deutlich.

„Also persönlich geht es mir damit nicht so gut insofern, dass ich mich auch oft nicht wertgeschätzt fühle in dem, was ich kann. Und ich fühle mich auch unterfordert, weil ich halt immer die gleiche Sache mache, Tag für Tag für Tag und weiß, dass es dann keine Weiterentwicklungsmöglichkeit gibt." [Int. 4, 69].

Über fehlende Wertschätzung des fachlichen Könnens und mangelnden Spielraum zur Mitgestaltung von Entscheidungsprozessen zeigt sich Interviewpartner Zwei enttäuscht:

„Ich bin Altenpflegerin und eigentlich bin ich Fachpersonal im Altenheim. (...) Ich habe nichts zu melden. [...] Ich würde schon gerne noch ein bisschen mehr mitentscheiden, nicht nur, weil ich Fachkraft bin, sondern weil ich eigentlich gut bin." [Int. 2, 79].

Mangelnde Möglichkeiten zur Übernahme von Verantwortung, einem potentiell stark arbeitsmotivierenden Faktor, beklagt Befragte Vier:

„Also ich habe das hier in dem Land gemerkt, da ich keine Verantwortung bekommen habe." [Int. 4. 25].

„Also ich bin dann verantwortlich für eine Gruppe von sechs Bewohnern, die ich dann pflege, sprich ich darf die Medikamente verteilen, den Diabetiker spritzen, Blutzucker messen, pflegen halt, aus dem Bett holen [...]. Verband, Wunde, wenn ich etwas feststelle an einem Bewohner, was außer der Reihe ist, muss ich dann der Krankenschwester, die dafür verantwortlich ist, Bescheid sagen und sie! Also ich nehme keine Entscheidung. Ich habe halt wirklich diese Aide-Soignant-Rolle, also die Hilfskraft. Dass ich das beobachte und weiter sage." [Int. 4, 61].

Letztlich scheint die persönliche Beziehung zu den *Infirmiers* eine starke Rolle bei der Möglichkeit, sich fachlich einzubringen, zu spielen. Bedauern herrscht auch über die teilweise vergebene Chance, die erworbenen Fähigkeiten von *Infirmier* und deutscher Altenpflege*fach*kraft zum Wohle der Bewohner einzusetzen, was durch autoritäres Verhalten der *Infirmier* verhindert werden kann.

„Kommt darauf an. Es spielt immer das Zwischenmenschliche auch eine Rolle mit. Eigentlich sage ich immer, wir sind ein Team. (...) Dann könnte man sagen, in verschiedene Bereiche ausgebildet. Ich weiß halt eben die Sachen mehr und dann ein Krankenpfleger halt in einem anderen Bereich, hat medizinisch vielleicht mehr gelernt so. (...) Eigentlich super, wo man könnte alles in einen Topf, so ein multidisziplinäres Ziel. Wenn man darauf eingehen würde, könnte man gute Arbeit leisten. So erkläre ich das immer so. Wird dann auch schon eher mal zugehört. (...) Allerdings ist es nicht immer so. Wenn jemand darauf besteht, der, wie gesagt, jetzt die Schichtleitung hat, das wird so gemacht, dann wird es so gemacht. [Int. 2, 65].

Die Befragten haben zu pflegerischen Entscheidungen teils ihre eigene Ansicht und Meinung, jedoch schwingt hier bereits die Tatsache mit, dass in solchen Situationen Verantwortung für Entscheidungen von der deutschen Altenpflege*fach*kraft übernommen werden muss, was nur begrenzt möglich ist. Die Gesamtsituation führt jedoch zu Unzufriedenheit und Verärgerung.

„[...] Es ist halt schwierig, damit umzugehen, weil man halt eben auch wenig Mitspracherecht hat. Wenn es zum Beispiel um Arztkontakt oder sowas geht - haben wir eigentlich gar keinen. Das wird alles über Infirmier geregelt. Wir werden dann nachher über die weitere Therapie informiert. Das ist halt immer Beobachtungssachen, der eine sieht es so, der andere sieht es so, die Dringlichkeit, die Unterschiede, dann wird man halt auch manchmal nicht gehört. Manche Sachen werden in meinen Augen dann länger beobachtet wie es nötig wäre. Aber damit muss man sich abfinden, weil ist dann halt eben eine niedrigere Instanz und der Infirmier entscheidet, er sieht das anders. Dann wird das eben noch eine Woche auf die Bank geschoben, bis er dann einsieht, dass das halt nicht anders ist." [Int. 3, 76].

„Klar ärgert das einen und dann denkt man sich auch, was habe ich denn eigentlich da gemacht. Was habe ich eigentlich da für einen Job." [Int. 3, 78].

Dass die zwischenmenschliche Beziehung zu den *Infirmiers* durchaus auch nicht vorhanden ist, sondern das Dienstverhältnis sehr nüchtern sein kann, zeigt folgendes Beispiel:

„Das ist auf der einen Seite schwierig, weil man sich zwischendurch fragt, wofür habe ich eigentlich drei Jahre gelernt. Es gibt auch Infirmiers, die einen das/ Also die meinen dann, die wären wirklich was Besseres, die lassen einen das halt spüren. Aber da muss man halt drüber stehen." [Int. 3, 76].

Teils äußert sich auch Unverständnis – unabhängig von der Qualifikation – bezüglich der offiziellen Aufgabendefinition, wobei nicht klar zwischen der fachlichen Fähigkeit und der Übernahme von Verantwortlichkeit differenziert wird.

„Ja wie zum Beispiel Sondenkost auch sowas. Also ich darf diesen Sondenkost Beutel aufhängen, ich darf das an den, ich sage mal, an dem Bewohner anschließen, darf aber nicht dieses Startknöpfchen drücken. Wo ich dann immer sage, um Gottes Willen, wenn das ein Aide-Soignant macht, sage ich, dann läuft das nachher rückwärts. Also es ist halt (...) unsinnig, in meinen Augen." [Int. 3, 70].

Auf der anderen Seite kann als weitere Bewältigungsstrategie auch die Veränderung der Bewertung der eigenen Rolle auftreten.

6.3.3 Die komfortable Situation „Nein" sagen zu können

In dieser Subkategorie kommt weiterhin in erster Linie die Beobachtung von Bewältigungsstrategien und Coping der Pflege*hilfs*kraft-Rolle zum Tragen, diesmal in Richtung der *Veränderung der Bewertung* und der *Veränderung von relevanten Wertsystemen* (vgl. Kapitel 4.4). Die Akzeptanz der Rolle wird dabei teilweise mit für die Betroffen positiven Aspekten gepaart.

I: „Das empfinden Sie aber als recht positiv? Also das sind jetzt diese Dinge wie Visitenbegleitung und sowas, Tabletten stellen und sowas, dass Sie das jetzt persönlich nicht mehr machen, damit kommen, kommen Sie damit gut klar?"

B: „Ja absolut. Brauch man nicht. Ja, da habe ich kein Problem. Ja genau, damit habe ich kein Problem. Das ist halt eben auch, wie ich dann sage, man hat viel Verantwortung weniger, man kann unbedachter einfach Feierabend machen, geht da raus und sitzt nicht im Auto und habe ich nicht noch irgendwas wichtiges vergessen, weil man mit dem kaum in Berührung kommt.

Man ist halt eher so die ausführende Kraft. Der hat gesagt, ich soll das so machen, okay, dann mache ich das so." [Int. 3, 99 – 100].

Auf erlernte Fähigkeiten aufgrund des vorgegebenen Stellenprofils zu verzichten bzw. diese nicht einzusetzen, ist für die befragte Person Eins keine Option, wenngleich dieses Verhalten bei anderen *Aides-Soignants* bereits beobachtet wurde. Dies zeigt sich am Beispiel der Kontrolle der Medikamente vor der Ausgabe an die Bewohner:

I: „Das ist nicht meine Aufgabe, das mache ich jetzt auch nicht? Oder kommt das [...] so nicht vor?"

B: „Nee, bei mir jetzt nicht. Habe ich zwar auch schon mitbekommen, ja, das Leute das dann auch wirklich ausnutzen, aber bin ich nicht der Typ für." [Int. 1, 76 – 77].

Folgende umfangreichere Interviewpassage verdeutlicht das Zusammenspiel mehrerer Faktoren bei der Entscheidung, offiziell nicht zugewiesene Pflegetätigkeiten trotzdem auszuführen. Die Befragte ist sich bewusst, welche Tätigkeiten zu ihrem Aufgabenprofil gehören und welche nicht. Ausschlaggebend sind ein gewisser Respekt seitens der Kollegen der Befragten, ein gewisser Grad an Selbstbewusstsein und Durchsetzungsfähigkeit und nicht zuletzt das Vertrauensverhältnis zum diensthabenden Infirmier.

I: [Nach Vorlage der beiden Tätigkeitsprofile] „Machen Sie wirklich die Tätigkeit von der Aide-Soignant oder eher die als Altenpflegerin oder spielt das hier so ein bisschen rein vielleicht, das eine in das andere?"

B: „Hier ist es schon mal ein Unterschied zur Grundpflege – Behandlungspflege."

I: „Machen Sie die noch aktuell oder sind Sie da nicht?"

B: „Eingeschränkt. Aber ich sage auch nur "eingeschränkt", wie gesagt, ich bin da fast von Anfang an dabei und man kennt mich mittlerweile und ich kann mich auch durchsetzen. Und wenn mir irgendwas nicht gefällt, dann mache ich auch mit oder selbst. Da kommt dazu, dass man dann auch mir vertraut und es auch zutraut. (...) Aber grundsätzlich mache ich die Behandlungspflege nicht."

I: „Dann ist das, wenn ich Sie richtig verstehe, so eine Beziehung zwischen dem Infirmier, wenn man sich gut kennt, und der traut Ihnen das zu?"

B: „Ja, das kommt immer darauf an. Kommt immer auch auf die Einstellung des anderen mit an. Wenn derjenige eben meint, ich muss das eben selber machen, ich muss es nachher verantworten, dann ist das auch okay."

I: „Also Sie entscheiden, ob Sie hier manche Dinge durchführen?"

B: „Ich darf auch entscheiden. Wenn ich sage, ich traue es mir zu, kann ich es machen: Wenn ich sage, ich traue es mir nicht zu, MUSS ich es nicht machen. So ist das." [Int. 2, 34 – 41].

Die stets vorhandene Option, Tätigkeiten abzulehnen, da sie sozusagen auf Kulanzbasis von der Befragten durchgeführt werden, könnte ein Aspekt der berichteten Selbstsicherheit sein, der nochmals expliziert wird:

„Okay, wenn dieser Infirmier dann kommt und sagt: "Kannst du mal bitte? Du kannst das doch. Ich habe grad keine Zeit", dann kann es auch schon mal vorkommen, dass ich sage: "Nein, ist nicht meine Aufgabe. Ich werde nicht dafür bezahlt." Weil, wie gesagt, entweder, wir schaffen zusammen als Team und helfen uns gegenseitig und reden miteinander oder wir sagen: "Ich bin hier Chef und du machst, für was ich dich einstelle." Aber dann mache ich auch nur das. Und dann werde ich dann auch schon mal stur und grantig." [Int. 2, 69].

„Nein. Er ist dann schon abhängig auch von meiner Gunst. Nein, das kann ich immer ablehnen, weil, ich kann immer hier mich darauf berufen: "Ich darf das nicht." [Int. 2, 73].

Befragte Person Drei berichtet von Kollegen, die die vorhandene Qualifikation als Alten-pflege*fach*kraft quasi ignorieren und die Rolle der Hilfskraft eins zu eins annehmen.

„Das ist halt dann auch eine Sache der Persönlichkeit, wie man damit umgeht. Manche sagen: ‚Guck, Null Acht Fünfzehn, ich wollte überhaupt keine Verantwortung haben.', ich sage das jetzt mal so salopp ‚Ich gehe hier als „Arschabputzer" und mache halt das, was von mir ver-langt wird. Für das Denken werde ich nicht bezahlt.' Das ist die ganz krasse Variante [...]" [Int. 3, 78].

Sozusagen als Mittelweg wird eine gewisse Akzeptanz des *Aide-Soignant*-Status zu-sammen mit dem fachlichen Einbringen im Rahmen der Möglichkeiten beschritten. Diese Möglichkeiten umfassen Diskussion, nicht aber Entscheidung über Pflegemaßnahmen.

„Man kann halt nur im Rahmen seines Qualifikationsstandes dann das Beste machen. Also ich sage immer, ich gehe dahin, in den acht Stunden bin ich für meine Leute da und mache alles, was in meiner Macht steht, damit es denen gut geht. So und mehr kann ich nicht ma-chen und damit muss ich mich abfinden. Man gerät immer wieder in Diskussionen, wo man mit Infirmiers auch diskutiert und im Endeffekt ist es aber so, dass wir keine Möglichkeit haben und ich denke, dass ich ganz gut damit umgehe." [Int. 3, 78].

Interessant an dieser Aussage ist, dass mit „Rahmen des Qualifikationsstandes" inhaltlich eigentlich der Rahmen der zugewiesenen Rolle als Pflege*hilfs*kraft gemeint ist, nicht die Qualifikation. Der Status der Pflege*hilfs*kraft wird jedoch insofern akzeptiert und nachvoll-zogen, indem die gesetzlichen Rahmenbedingungen hinsichtlich der Definition der Be-rufsgruppe der *Aide-Soignant* als gegeben und unveränderlich hingenommen werden.

„Nein, nein, das ist schon okay so. Weil es wird nicht von uns verlangt und dann haben wir uns halt dran zu halten. Das ist eben so, wo man sich nach richten muss. Ansonsten grund-sätzlich denke ich, dass das halt ursprünglich an der Ausbildung liegt, die in Luxemburg an-geboten wird zur Aide-Soignant, dass unsere Qualifikation da nicht anerkannt ist. Also die Qualität der Ausbildung ist da wesentlich geringer wie hier in Deutschland. Und deswegen, weil die das nicht nachvollziehen können, werden wir auch immer Hilfskräfte dahinten blei-ben." [Int. 3, 104].

Die Rolle der Pflege*hilfs*kraft eröffnet scheinbar auch andere bzw. erweiterte Spielräume in der Betreuung der Bewohner im Vergleich zu Deutschland. Diese Betreuungstätigkei-ten werden positiv bewertet.

„Pass auf, dafür habe ich aber die Zeit mich jetzt mit dem in Garten zu setzen und dem ein-fach mal eine Viertelstunde zuzuhören [...]" [Int. 3, 94].
„[...] Man kann halt wirklich mehr den Leuten im Alltag unterstützen, wirklich schöne Sachen zusammen machen. Wir machen Ausflüge, wir sind mit denen im Urlaub gefahren nach [Ort]. Das sind halt wirklich dann auch Sachen, wo man hier in Deutschland nicht mal eine Sekunde dran denken kann." [Int. 3, 98].

Die eigene Rollenauslegung scheint also durchaus ambivalent zu sein. Durch die nicht unproblematische ständige Neuverhandlung des Status' in Abhängigkeit von der zwi-schenmenschlichen Beziehung zum direkt vorgesetzten *Infirmier*, werden auch Wünsche nach beruflicher Weiterentwicklung ausgelotet.

6.4 Berufliche Weiterentwicklungsmöglichkeiten

Berufliche
Weiterentwicklungs-
möglichkeiten

Angebot und
Teilnahmemöglichkeit an
Fortbildungen

Fehlende berufliche
Perspektive

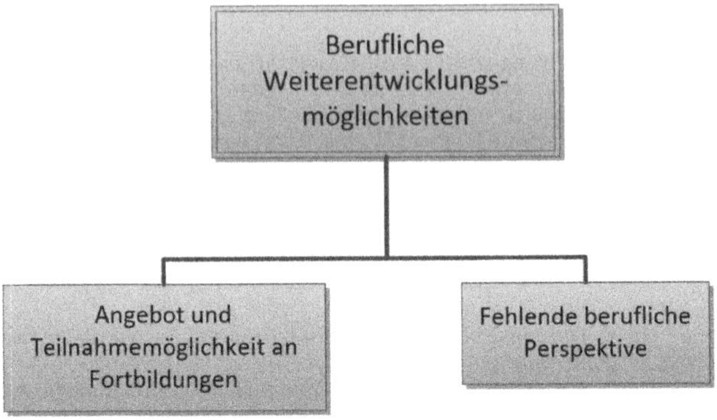

Abbildung 15: Übersicht: Hauptkategorie „Berufliche Entwicklungsmöglichkeiten" mit Subkategorien. Eigene Darstellung.

Die induktiv gewonnene Hauptkategorie „Berufliche Weiterentwicklungs-möglichkeiten" wurde in die Ergebnisdarstellung aufgenommen, weil diese Thematik von fast allen Befragten, ausschließlich kritisch, angesprochen wurde. Dabei kristallisieren sich zwei unterschiedliche Subkategorien heraus: Das eingeschränkte Angebot an Fortbildungen ist dem Status als *Aide-Soignant* geschuldet. Die Befragten geben an, dass viele Fortbildungen die Qualifikationsstufe eines *Infirmier* erfordern und daher von den deutschen Altenpflege*fach*kräften – trotz grundsätzlicher günstiger Rahmenbedingungen für Fortbildungen seitens des Arbeitgebers – nicht wahrgenommen werden können. Andererseits beklagen zwei Befragte die fehlende berufliche Perspektive und die Möglichkeit, sich im Berufsfeld Pflege weiterentwickeln zu können. Dies hängt mit den zuvor beschriebenen eingeschränkten Fortbildungsmöglichkeiten zusammen, aber auch mit der Erkenntnis, dass die Pflegekarriere hinsichtlich Aufstiegs- und Qualifikationschancen mit dem Innehaben der aktuellen Arbeitsstelle zu Ende ist.

6.4.1 Angebot und Teilnahmemöglichkeit an Fortbildungen

Die günstigen Rahmenbedingungen seitens des Arbeitgebers bestehen in dem Angebot, sich ohne eigene Kostenbeteiligung regelmäßig – einmal pro Jahr – weiterbilden zu können. Diese Option der luxemburgischen Pflegeheime wird zunächst einmal sehr positiv bewertet.

„Was in Luxemburg halt eben total schön ist, was man in Deutschland nicht hat, ist, man kriegt jedes Jahr eine Ausbildung. Man hat jedes Jahr, ich glaube, 500 Euro oder wie zugute und das sind so und so viele Stunden für eine Weiterbildung." [Int. 1, 152].

Für die Berufsgruppe der *Aides-Soignants* sind allerdings nicht alle Fort- und Weiterbildungen belegbar, da sie den *Infirmier*-Status voraussetzen.

„In Luxemburg das ist das Problem. Wie gesagt, ich bin eigentlich immer gerne fortgebildet und habe viele Interessen in vielen verschiedenen Bereichen auch so. Und dann habe ich so und so viele Stunden im Jahr zu Gute für Fortbildungen und weiß nicht, wo drauf ich sie verwenden soll, nicht wirklich. Kinästhetik, ja, tolle Sache, fünf Tage, schön. Mache ich auch gerne, aber wie gesagt, Wundmanagement zum Beispiel, diese Sachen, die fallen alle für mich weg." [Int. 2, 82].

„Ich hatte zum Beispiel mal einen Wundverband gemacht, weil ich mich auch für Wunden interessiert habe, und kann aber nicht die Wundmanagementausbildung machen, weil, wie gesagt, mein Examen in Luxemburg nicht anerkannt ist." [Int. 1, 43].
Für *Aides-Soignants* angebotene Fortbildungen werden durchaus ausprobiert, jedoch mit dem Ergebnis, dass die Inhalte bereits aus der deutschen Altenpflege-Ausbildung bekannt sind, was in der Folge zu Langeweile führt.

B: „Ja. Und es gibt dann so Sachen, zum Beispiel diese! es gibt dann interessante Fortbildungen, die angeboten werden, wie Omega oder so was und alles was interessant ist kriegen die Infirmier. Und wir kriegen dann nichts."
I: „Gibt es für Sie gar keine Fortbildung oder gibt es für Sie andere Fortbildungen?"
B: „Das ist sehr lau. Also die Fortbildung, die wir kriegen, das ist eine bloße Wiederholung und wenn ich sage Wiederholung! also ich fand die Ausbildung in Deutschland wirklich qualitativ gut und wir haben wirklich sehr interessanten Gerontologie-Unterricht gehabt. Und wenn ich sehe die Fortbildung, die wir da im Haus kriegen, das ist zum Gähnen, also wirklich. Ich komme immer da raus, ich denke, ich habe ja nichts gelernt heute, nichts." [Int. 4, 145 – 147].

Persönliche Fort- und Weiterbildung bzw. das Vermeiden beruflichen Stillstands ist für befragte Person Eins sehr wichtig, auch um das neu erworbene Wissen so einzusetzen, dass Kollegen und Vorgesetzte davon Kenntnis erlangen.

„Diese Entspannungstherapien, sage ich jetzt mal, mit dem Snoozeln und alles. Ich ergänze mich damit, was ich da entsprechend an Wunden oder an Arztvisiten nicht mehr machen darf. Also ich suche mir was anderes, womit ich dann, sage ich mal, trumpfen kann." [Int. 1, 52].

In der Konsequenz hängt die eigene Fortbildung entscheidend vom persönlichen Engagement ab. So werden auf der persönlichen Ebene bspw. Fortbildungen in französischer Sprache von befreundeten Kollegen für die deutschen Altenpflege*fach*kräfte übersetzt, die diese sich dann in Eigenarbeit durchlesen, aneignen und erfolgreich einsetzen.

„Die hat mir einen ganzen Ordner übersetzt. Und den lese ich in meinen Nachtschichten und wenn ich Fragen habe, schicke ich ihr dann eine Whatsapp, weil wir privat auch Kontakt haben: Wie könnte ich das denn machen? Und mittlerweile ist das so, dass wir dann wirklich Kontrakturen damit lösen können, also wirklich nur Öle. Und das ist halt mega-interessant für mich, wo ein Infirmier mir in dem Moment auch nichts mehr vormachen kann." [Int. 1, 64].

Die Eigenmotivation wird in dem beschriebenen Fall durch den erfolgreichen Einsatz am Bewohner und damit mutmaßlich in erster Linie mit Dank und Wertschätzung honoriert. Werden dagegen der Qualifikation der deutschen Altenpflege*fach*kräfte angemessene Fortbildungen angedacht, führt dies zwangsläufig zur Überlegung der teilweisen Aufgabe der aktuellen Arbeitsstelle.

6.4.2 Fehlende berufliche Perspektive

Die fehlende Weiterentwicklungsperspektive führt bei Interviewpartner Zwei dazu, sich schrittweise mit einer anderen Herausforderung neben der Tätigkeit als *Aide-Soignant* zu widmen.

„[...] ich strebe eigentlich eher für mich so an, auf 50 Prozent zu reduzieren und noch etwas anderes zu machen, was ich jetzt auch schon angefangen habe." [Int. 2, 87].

Die komplette Aufgabe der Arbeitsstelle wird unter gewissen Szenarien angedacht. Diese Option ist jedoch wenig konkret, die entsprechenden Überlegungen bestehen teilweise bereits jahrelang.

I: „[...] Gäbe es für Sie irgendein Szenario, wo Sie sagen: ‚Unter gewissen Umständen würde ich schon wieder in Deutschland arbeiten für weniger Geld?'"

B: „Habe ich natürlich schon darüber nachgedacht."

I: „Würden Sie mich da teilhaben lassen an Ihren Überlegungen?"

B: „Ja, klar. Die letzten Jahre denkt man immer wieder darüber nach. Zuallererst mal hat mich immer fasziniert Psychiatrie. Ich habe da auch vier Wochen in einer psychiatrischen Hilfeeinrichtung gearbeitet hier. Das hat mir super gefallen. Da habe ich mich sehr wohlgefühlt und es hat mich sehr interessiert. Und habe eigentlich immer wieder mal überlegt, nach Deutschland zu wechseln und eine Fortbildung in diesem Bereich zu machen - psychische Erkrankungen -, was ja mit meinem Examen in Deutschland auch möglich wäre." [Int. 2, 138 – 141].

Teilweise führt die als eintönig und die aufgrund der eigentlich höheren Qualifikation wenig herausfordernd empfundene tägliche Arbeit zu Frustration und dem Gefühl, nicht genug Wertschätzung zu erfahren.

„Also persönlich geht es mir damit nicht so gut insofern, dass ich mich auch oft nicht wertgeschätzt fühle in dem, was ich kann. Und ich fühle mich auch unterfordert, weil ich halt immer die Gleiche Sache mache, Tag für Tag für Tag und weiß, dass es dann keine Weiterentwicklungsmöglichkeit gibt." [Int. 4, 69].

Vertikale Aufstiegsmöglichkeiten, zum Beispiel die Übernahme organisatorischer Verantwortung innerhalb des Wohnbereichs, scheinen unmöglich realisierbar zu sein. Auch hier stellt die Diskrepanz zwischen Qualifikation und ausgeübter Pflegehelfer-Rolle die maßgebliche Hürde dar. Ohne entsprechende Qualifikation würde sich die Frage nach einer derartigen Aufstiegsmöglichkeit nicht stellen, in der *Infirmier*-Rolle gäbe es dahingehend keine Limitationen.

„Das ist zum Beispiel auch so ein Problem - Fortbildungen und Aufstiegsmöglichkeiten. Man ist gut qualifiziertes Fachpersonal aus Deutschland und hat eigentlich keine Aufstiegsmöglichkeiten auch, so zum Beispiel Wohnbereichsleitungsvertretung. Ich bin auch jemand, der sieht so das Große und Ganze und bin so ein Teammensch und habe so alle mal ein bisschen mit im Auge und sorge immer so für die gute Kommunikation untereinander und Konfliktlösungen biete ich auch immer an. Die Leute kommen auch, sprechen mich an, wenn sie Kummer haben so. Wäre ich eigentlich für geeignet. Hat man mir damals nach der Ausbildung in Deutschland gleich auch angeboten. [...] Aber das wäre schon sowas, was ich sonst jetzt normalerweise auch anstreben würde." [Int. 2, 83].

„In unserem Haus nicht. Gibt wohl in Luxemburg auch Häuser, die examinierte Altenpflegekräfte als Wohnbereichsleitungen einstellen, aber in unserem Haus nicht. Da sind nur Krankenpfleger." [Int. 2, 85].

„Also die einzige Möglichkeit für eine Altenpflegerin, wie ich, jetzt weiterzukommen in Luxemburg, wäre hinzugehen und zu sagen, okay, ich finanziere mich selber. So ein weiteres Studium in Deutschland. Dann, was weiß ich, Pflegemanagement, dann käme man vielleicht irgendwo weiter. Oder ich mache eine völlig neue Ausbildung, also ich habe mich auch ein bisschen erkundigt, was es da für Möglichkeiten gibt. Aber so zum Beispiel wie in Deutschland, dass man hingeht als Altenpfleger, sagt, okay, jetzt mache ich Wohnbereichsleiter, Pflegedienstleiter und so, das gibt es hier nicht. Null. Tür zu für alles." [Int. 4, 157].

Trotz der dargelegten Einschränkungen hinsichtlich der persönlichen und fachlichen Weiterentwicklung berichtet keine der befragten Personen über konkrete oder kurzfristig umzusetzende Pläne eines Berufsausstiegs oder eines Arbeitsplatzwechsels nach Deutschland oder auch innerhalb Luxemburgs. Das könnte darauf hindeuten, dass die genannten Nachteile sehr genau gegen die bestehenden Vorteile der aktuellen Arbeitsstelle abgewogen werden. Die Auseinandersetzung mit beruflichen Alternativen erfolgt behutsam

und abwägend. Jedoch werden auch finanzielle Barrieren hinsichtlich einer selbstfinan-
zierten Weiterqualifizierung genannt.

B: „Also die Grenze war für mich definitiv finanziell."

I: „Also in Hinblick auf Studium oder wo hingehend?"

*B: „Ja. Weil also die Studien, also was für mich nur in Frage käme, wäre so berufsbegleitende
Sachen. Und die sind teuer. Also was ich gefunden habe war super teuer. Das kann ich mir
nicht leisten. Oder hinzugehen und sagen, okay, jetzt vielleicht mache ich auch von Null und
mache dann wieder Krankenpfleger, dann muss man auch wieder von Null anfangen. Und das
kann man nicht berufsbegleitend machen. Also es ist, finde ich, so eine Sackgasse. Und da ist
viel Frust da." [Int. 4, 159 – 161].*

Die von den Befragten erwogenen Veränderungsmöglichkeiten beinhalten keine Rückkehr in ein deutsches Pflegeheim, sondern sind mit anderen Settings innerhalb des Ge-
sundheitssektors oder mit akademischen und nicht akademischen Weiterbildungsoptionen verknüpft.

7 Zusammenfassung und Diskussion der Ergebnisse

Auf Grundlage der im vorangegangenen Kapitel 6 dargelegten Ergebnisse sollen diese nachfolgend zusammengefasst werden und auf Basis der theoretischen Bezüge diskutiert werden. Weiterhin werden die in Kapitel 1.2 formulierten Hypothesen mit den Ergebnissen der Untersuchung abgeglichen und überprüft. Dabei soll zunächst die Entscheidung der deutschen Altenpflege*fach*kräfte für den Wechsel nach Luxemburg analysiert werden.

Die Befragten äußerten unterschiedliche Gründe für den Wechsel nach Luxemburg. Obwohl zum Zeitpunkt des Wechsels nach Luxemburg keine der befragten Personen die luxemburgische und nur eine Person die französische Sprache beherrschte, stelle dieser Umstand genauso wenig ein Hemmnis für den Wechsel dar wie das grenzüberschreitende Berufspendeln. Die Gehaltsfrage wird initial häufig als entscheidendes Kriterium für die Wechselabsicht der Befragten genannt. Teilweise wird die deutlich bessere Entlohnung zur Entschleunigung der eigenen Work-Life-Balance genutzt, indem der Arbeitsumfang in Luxemburg z.b. auf 75 % reduziert wird, wobei dennoch ein höheres Gehalt als in Deutschland mit einer Vollzeitstelle erzielt wird. Die Maximierung des Verdienstes steht also weniger im Zentrum des Interesses der Befragten als eine bessere Vereinbarkeit des eigentlich gerne ausgeübten Pflegeberufs mit der Arbeitsbelastung und dem Vorhandensein ausreichender finanzieller Mittel. Das höhere Gehalt spielt bei der Entscheidung zum Wechsel eine übergeordnete Rolle, als längerfristiges Motivationsinstrument scheint es dagegen nicht geeignet, ebenso wie es die dargelegten Motivationstheorien unisono postulieren. Insbesondere scheint dies ein Hinweis auf Herzbergs Einordnung des Gehalts als Hygienefaktor zu sein, der vor allem Unzufriedenheit verhindert, nicht aber Zufriedenheit erzeugt. Daher kann die erste Hypothese, wonach die bessere Entlohnung in Luxemburg ein Hauptfaktor für den Wechsel ist (vgl. Kapitel 1.2), durchaus bestätigt werden. Zum Zeitpunkt der Befragung stehen aber längerfristig wirkende Motivationsfaktoren im Fokus, da der Wechsel mindestens bereits vor fünf Jahren vollzogen wurde. Diese Faktoren hängen zwar mit der Erzielung eines höheren Gehalts zusammen, rücken jedoch mit einigen Jahren Berufserfahrung als *Aide-Soignant* hinsichtlich der Arbeitszufriedenheit in den Vordergrund.

Die grundsätzliche Arbeitsorganisation, d.h. bspw. der Ablauf einer typischen Frühschicht, bedarf seitens der deutschen Altenpflegefachkräfte keiner gravierenden Umstellungsprozesse, so dass ein gewisser Grad an grundlegender Sicherheit in Bezug auf Arbeitsorganisation und -ablauf herrscht. Deutliche Unterschiede zu Deutschland geben alle Befragten in puncto Arbeitsbelastung an, die einen weiteren gewichtigen Faktor zur Arbeitszufriedenheit darstellt: Die Arbeitsbelastung wird durchgehend niedriger als in Deutschland empfunden. Zurückgeführt wird dieser Unterschied vor allem auf den besseren Personalschlüssel und auf die gesetzliche Arbeitszeitregelung in Luxemburg. Diese Faktoren bedingen maßgeblich die im Vergleich zu Deutschland vorteilhaftere Quote von Pflegekraft pro Bewohner. Die faktische Anwesenheit von – aus deutscher „Qualifikations-Sicht" – fünf examinierten Pflegefachkräften in einem Wohnbereich in einer Frühschicht verdeutlicht diese Einschätzung. Dabei wird in diesem Zusammenhang der eigene Status eher aus pragmatischer oder auch bewohnerorientierter Sicht gesehen, da hier nicht die offizielle Rolle, sondern die erlernten Fähigkeiten, die Erfahrung und das Wissen der deutschen Altenpflege*fach*kräfte als Maßstab angesetzt werden. Dennoch sind die offiziell durchführbaren Pflegetätigkeiten als *Aide-Soignant* deutlich eingeschränkt. Dieser Umstand wird jedoch nicht nur als Entlastung im Sinne einer Reduzierung von Arbeitsaufwand und -komplexität angesehen, sondern erfordert von den Befragten auch ein

© Springer Fachmedien Wiesbaden GmbH, ein Teil von Springer Nature 2019
B. Schuh, *Die Statuspassage deutscher Altenpflegefachkräfte in Luxemburg*,
Best of Pflege, https://doi.org/10.1007/978-3-658-24736-2_7

hohes Maß an Zurückhaltung bzw. Anerkennung der definierten Rollenverteilung. Dieses emotionsorientierte Coping basiert auf selbstverändernden Strategien, hier also der Anpassung an die Rollendefinition des *Aide-Soignant* und bewegt sich damit zwischen dem *Akzeptieren* und *positiven deuten der Situation* (vgl. Thomae 1996: 123f). Konkret wird diese Anpassung mithilfe von Erklärungsmodellen vollzogen, in deren Zentrum die nachvollziehbare Nichtanerkennung des deutschen Altenpflegeexamens oder das Hineinversetzen in die Rolle des, sozusagen auf eigenes Risiko fachlich anspruchsvollere Aufgaben delegierenden, *Infirmiers* steht. Dieses Verhalten führt allerdings beinahe zwangsläufig zu mangelnder Arbeitsmotivation, da Anerkennung und Wertschätzung wichtige Säulen in diesem Konstrukt darstellen.

Der Übergang zwischen Wertschätzung und Anerkennung durch gleich qualifizierte *Infirmiers* auf der einen sowie das Gefühl des ausgenutzt-werdens durch disziplinarisch übergeordnete *Infirmiers* auf der anderen Seite ist nahezu fließend und kann je nach zwischenmenschlicher Beziehung zu dem ein oder anderen *Infirmier* kurzfristig auf die ein oder andere Seite kippen bzw. wechseln. Dies führt auch zu einem fortwährenden Wechsel der Coping-Strategien von emotionsorientiert zu problemorientiert bzw. zwischen *Selbstbehauptung* und *Akzeptieren der Situation* und zurück. Immer dann kommt das problemorientierte Coping als Strategie der Veränderung der Umwelt zum Einsatz, wenn Pflegetätigkeiten wie z.B. das Wundmanagement nicht trockener Wunden oder das Medikamentenmanagement im Nachtdienst durchgeführt werden. Nur die Durchführungsverantwortung liegt nach Angaben der Befragten bei ihnen, das organisatorische Verantwortung trägt der *Infirmier*, was die von den Befragten stark betonte, hohe Relevanz der zwischenmenschlichen Beziehung zwischen beiden Akteuren erklärt. Zusätzlich herrscht die Sicherheit vor, jederzeit und mutmaßlich ohne offizielle Sanktion etwaige Rollen-übergreifende Tätigkeiten ablehnen zu können. Prinzipiell kommt dies einer Bonus-Malus-Regelung gleich, bei der es keinen Malus gibt. Somit kann der zweiten Hypothese, dass die deutschen Altenpflege*fach*kräfte ihre Rolle als Pflege*hilfs*kraft nicht annehmen und das Empfinden der Degradierung im Vordergrund steht, nur teilweise zugestimmt werden. Vielmehr scheint es bei jeder befragten Person Phasen zu geben, in denen die dynamische Zuordnung zu der einen (Stellenprofil eines *Aide-Soignant*) oder anderen Seite (Qualifikation eines *Infirmier*) ausschlägt (vgl. Abbildung 13) und die persönliche Bewertung sich zeitweise zur *Verärgerung über die Degradierung* oder zur *komfortablen Situation „Nein" sagen zu können* hin bewegt. Daher kann der dritten Hypothese nur insofern zugestimmt werden, als dass die Gelegenheit, entstehende Unterforderung durch die punktuelle Übernahme Stellenprofil-überschreitender Tätigkeiten zu bewältigen, nur dann ergriffen wird, wenn die Situation nicht als ausnutzend oder anderweitig persönlich nachteilig empfunden wird. Zudem wird diese Pflegetätigkeit zumeist vom *Infirmier* an die *Aide-Soignant* herangetragen, so dass die deutsche Altenpflege*fach*kraft hinsichtlich der Entscheidung bzw. des Angebots einer solchen Übernahme oftmals reaktiv bleibt.

Das Verhältnis zu anderen, z.B. luxemburgischen *Aides-Soignants* ohne deutsches Altenpflegeexamen ist nach Angabe der Befragten durch die unterschiedliche Qualifikation nicht negativ geprägt. Die gleiche Vergütung bei ungleicher Qualifikation wird nicht als Problem gesehen. Vielmehr wird bedauert, dass die luxemburgische *Aide-Soignant*-Ausbildung nicht das Wissen und die Fähigkeiten vermittelt, über das die Befragten verfügen. Aufgrund der oben beschriebenen Verteilung der Verantwortung zwischen *Aide-Soignant* und *Infirmier* möchte keine befragte Person letztlich in dem Verantwortungsrahmen eines *Infirmier* arbeiten und erhebt daher auch nicht den Anspruch auf gleiche Bezahlung. Die vierte Hypothese kann daher in beiden Punkten als widerlegt angesehen werden: Unzufriedenheit entsteht bei den Befragten nicht durch Fragen der finanziellen Eingruppierung im Vergleich zu anderen *Aides-Soignants* oder zu *Infirmiers.*

Die für die Arbeitszufriedenheit wichtige Wertschätzung wird aber nicht allein durch die *Infirmiers* und andere Kollegen bestimmt, sondern auch durch die Rückmeldung von Bewohnern. Dahingehend geben die Befragten an, in Deutschland mehr Wertschätzung von Bewohnern erlebt zu haben als dies aktuell in Luxemburg der Fall ist. Auch dabei spielt vereinzelt der Status als *Aide-Soignant* eine Rolle, z.b. wenn Bewohner ausschließlich mit der „Krankenschwester" sprechen wollen.

Die beruflichen Weiterentwicklungsmöglichkeiten werden von den deutschen Altenpflege*fach*kräften als sehr eingeschränkt beschrieben und lassen sich anscheinend nur durch gute persönliche Kontakte mit Kollegen und Eigeninitiative so gestalten, dass „[...] man [nicht] den Eindruck hat, man verblödet." [Int. 1, 49]. Fachlich gewinnbringende Fortbildungsmaßnahmen stehen für *Aides-Soignants* mit dem Qualifikationsniveau eines deutschen Altenpflegeexamens offenbar nicht zur Verfügung oder sind nicht zugänglich. Auf diese Weise sind „Vorwärtskommen" und „Entwicklung", so die von Herzberg definierten Motivationsfaktoren, nicht gegeben und können nicht motivierend wirken.

Zusammenfassend durchlaufen deutsche Altenpflege*fach*kräfte ihre Statuspassage immer wieder aufs Neue, wenn sie die Durchführung Stellenprofil-überschreitender, aber qualifikationsgerechter Pflegetätigkeiten in inoffiziellem Rahmen neu verhandeln müssen. Sie tun dies anstelle des Rückzugs auf die Tätigkeiten der Pflege*hilf*skraft sowohl für die ihnen qualitativ bestmögliche Versorgung der Pflegeempfänger, als auch aus dem Bestreben heraus, erlernte Fähigkeiten nicht mutwillig ignorieren zu können. Mit anderen Worten: aus einer angewandten Berufsethik heraus. Höheres Gehalt, bessere Arbeitsrahmenbedingungen und ein guter Personalschlüssel wirken zwar nicht arbeitsmotivierend, mildern aber die Unzufriedenheit, die aufgrund der als unzureichend empfundenen generellen Wertschätzung und Anerkennung von Pflegeempfängern und Kollegen entsteht. Letztlich entscheiden die persönliche Einstellung und der Erfolg der jeweiligen, unbewusst gewählten Bewältigungsstrategie, welche Auswirkungen die durchlaufene Statuspassage auf den Einzelnen hat. Die Spanne reicht diesbezüglich von Gedanken über den Berufsausstieg bis hin zum bestmöglichen Arrangement mit der Degradierungssituation und Betonung der positiven Aspekte wie der Konzentration auf Pflege- und Betreuungsmöglichkeiten der Pflegeempfänger infolge geringerer Verantwortung.

8 Empfehlungen und Ausblick

Die beschriebene Situation der Nicht-Anerkennung von Altenpflege*fach*kräften mit drei-jährigem deutschem Altenpflegeexamen als ebensolche Pflege*fach*kräfte in Luxemburg ist nur in zweiter Linie Folge der EU-Richtlinie 2006/36/EG. In erster Linie kommt diese unbefriedigende Situation durch das Fehlen einer einheitlichen Pflegeausbildung in Deutschland zustande, wie sie die generalistische Pflegeausbildung frühestens 2018 – eher später – bieten soll. Das heißt auch, dass entsprechende Absolventen einer solchen generalistischen Ausbildung frühestens im Jahr 2021 ins Berufsleben einsteigen könnten. Die Problematik der beschriebenen Statuspassage deutscher Altenpflege*fach*kräfte in Luxemburg besteht demnach noch viele Jahre lang. Eine Tatsache, die es luxemburgi-schen Pflegeheimen ermöglicht, sich allmählich auf eine qualitative Veränderung der Zusammensetzung von Pflegeteams einzustellen. Die Aussage, dass fünf examinierte Pflegende in einer Schicht anwesend sind, wird sich auf Grundlage der zukünftig modifi-zierten deutschen Pflegeausbildung langfristig nicht halten lassen. Eine bislang komfor-table Situation, die jedes deutsche Pflegeheim mit ähnlichem Gehaltsniveau sowie ge-setzlichen Rahmenbedingungen sicherlich ebenso gerne hinnehmen würde. Für das auf „Pflege-Einpendler" angewiesene Luxemburg bietet sich die Chance, langfristig eine mögliche Veränderung der Strukturierung der luxemburgischen Altenpflege sowie der Pflegequalität zu begleiten und zu planen, wenn irgendwann nicht mehr in gewohntem Maße examinierte *Hilfs*kräfte aus Deutschland zur Verfügung stehen.

Für deutsche Pflegeheime im luxemburgischen Einzugsgebiet stellen sich ganz andere und wesentlich dringendere Herausforderungen. Der Pflegenotstand ist bereits heute ausgerufen, es gilt also für deutsche Pflegeheime, die Abwanderung nach Luxemburg möglichst zu bremsen. Der Anreiz des wesentlich höheren Gehalts ist vor allem bei der Entscheidung, nach Luxemburg zu wechseln von hoher Relevanz. Im luxemburgischen Arbeitsverhältnis etabliert, wünschen sich deutsche Altenpflege*fach*kräfte im Kern das Gleiche wie in Deutschland: zufriedenstellende Arbeits- und Arbeitsrahmenbedingungen. Hierbei spielen die in Luxemburg gesetzlich und tariflich verankerte Höchstarbeitszeit pro Woche und die Mindestruhezeit zwischen zwei Diensten für spürbar bessere Vorausset-zungen. Die ausreichende Personalausstattung, um den eigenen Vorstellungen von guter Pflege gerecht werden zu können, ist wahrlich kein neues Thema für die deutsche Alten-pflege und deren Finanzierung, es zeigt allerdings die ungebrochen hohe Relevanz die-ses Aspektes für die abgewanderten Altenpflege*fach*kräfte, die den Unterschied zu deut-schen Arbeitsverhältnissen nun im direkten Vergleich erleben. An dieser entscheidenden Stellschraube muss dringend und so schnell wie möglich gedreht werden, sei es seitens der Politik, der Berufsverbände, der Gewerkschaften und der Landespflegekammer(n) – am besten durch alle zusammen. Steigt die Arbeitszufriedenheit in der Altenpflege nicht an und sinkt die Arbeitsbelastung nicht spürbar, drohen in einer ohnehin schon personell prekären Lage für viele Pflegeheime langfristig andere Bemühungen, deutsche Altenpfle-ge*fach*kräfte in grenznahen deutschen Pflegeheimen zu halten, ins Leere laufen.

Der systematischen Degradierung zur Pflege*hilfs*kraft begegnen die deutschen Altenpfle-ge*fach*kräfte unterschiedlich. Eine vollständige Akzeptanz dieser Rolle konnte jedoch nicht festgestellt werden. Das ständig neue Aushandeln des aktuellen Status' zwischen striktem Einhalten der offiziell definierten *Aide-Soignant*-Aufgaben und dem Anwenden vorhandener Fähigkeiten in persönlicher, aber inoffizieller Absprache mit der disziplina-risch vorgesetzten *Infirmier*, ist anstrengend. Das aktive Einbringen von Meinungen und Ansichten zu pflegerischen Entscheidungen wird stets von dem Wissen begleitet, jeder-zeit „überstimmt" werden zu können und teils auch persönlich empfundene Fehlentschei-

© Springer Fachmedien Wiesbaden GmbH, ein Teil von Springer Nature 2019
B. Schuh, *Die Statuspassage deutscher Altenpflegefachkräfte in Luxemburg*,
Best of Pflege, https://doi.org/10.1007/978-3-658-24736-2_8

dungen mittragen zu müssen. Diese Situation führt, je länger und öfter sich die deutschen Altenpflege*fach*kräfte auf diesem Kontinuum selbst verschieben, zu einem wachsenden inneren Konflikt. Die Option, jederzeit delegierte Aufgaben, die zwar der eigenen Qualifikation, nicht aber dem eigenen Status entsprechen, ablehnen zu können und somit nur für selbst ausgewählte Pflegetätigkeiten, die über das eigentliche Stellenprofil der *Aide-Soignant* hinausgehen, verantwortlich zu sein, wird allerdings nicht im gleichen Maße entlastend empfunden. Vielmehr spiegeln solche – potentiell täglich wechselnden – Übernahmemöglichkeiten von Aufgaben die genannten Aushandlungsprozesse und damit die Folgen der durchlaufenen Statuspassage auf die deutschen Altenpflege*fach*kräfte wider. Letztlich führt dies auch zu vagen bis halbwegs konkreten Exit-Strategien aus dem Beruf, denen sich jedoch auch aufgrund des Hygienefaktors „hohes Gehalt" nur recht gemächlich angenähert wird. Diese Exit-Strategien haben aber alle eines gemeinsam haben: Sie führen zur – im *Aide-Soignant*-Status nicht möglichen – beruflichen Weiterentwicklung. Um dieses Defizit des *Aide-Soignant*-Status für ihre Zwecke aufzugreifen, könnten grenznahe deutsche Pflegeheime die dort offerierten Fort- und Weiterbildungsoptionen für ihre Altenpflege*fach*kräfte als Personalbindungsinstrument und auch als Wettbewerbsvorteil deutlich herausstellen und ausbauen, sowie gewisse Freiräume anbieten, diese auch im Pflegealltag einsetzen zu können. Andererseits zeigt die dargelegte Fortbildungssituation in Luxemburg, dass die bislang kaum bis gar nicht vorhandene Durchlässigkeit der verschiedenen Ausbildungen, gerade von ein- oder dreijährig ausgebildeten Altenpflege*hilfs*kräften hin zu Altenpflege*fach*kräften, sowohl in Deutschland als auch in Luxemburg, kritisch überdacht werden sollte.

Die Untersuchung der Statuspassage deutscher Pflegefachkräfte in Luxemburg konnte einige Erkenntnisse zum subjektiven Erleben der Statuspassage durch die Betroffenen hervorbringen. Gleichzeitig können neue Forschungsdesiderate aufgezeigt werden. Die Perspektive der *Infirmiers*, die an der Manifestation bzw. Nicht-Manifestation der Statuspassage auf der Mikroebene einen entscheidenden Einfluss haben, konnte im Rahmen dieser Arbeit nicht miteinbezogen werden, würde aber möglicherweise Erkenntnisse über die Arbeitszufriedenheit dieser Berufsgruppe liefern. Zudem wäre die Quantifizierung der in dieser Arbeit erlangten Kenntnisse mithilfe einer Fragenbogen-Erhebung bei mehreren Hundert deutschen Altenpflege*fach*kräften in Luxemburg vorstellbar, um die Verbreitung der genannten Phänomene zu eruieren. Daten und Hinweise zur Konstruktion einer solchen quantitativen Erhebung liefert diese Arbeit in ausreichender Form, die Art der Gewinnung von teilnehmenden Einrichtungen und Pflegenden wäre aufgrund der im Rahmen dieser Arbeit aufgetretenen Schwierigkeiten jedoch zu überprüfen. Weiterhin wäre die Befragung von Altenpflege*fach*kräften, die in den grenznahen Regionen in Deutschland arbeiten, hinsichtlich eines sozusagen salutogenetischen Ansatzes interessant: Warum arbeiten sie in Deutschland, wo es jenseits der Grenze günstigere Arbeitsrahmenbedingungen und eine wesentlich bessere Bezahlung gibt? Ebenso könnten deutsche wie auch luxemburgische Pflegedienstleitungen im Rahmen von bspw. Experteninterviews nach ihrer Einschätzung der Situation von deutschen Altenpflege*fach*kräften in den jeweiligen Settings befragt werden, um herausfinden zu können, welche Erwartungshaltungen an die Mitarbeiter seitens dieser vorgesetzten Personen vorherrschen.

In dieser Arbeit wurden das Erleben und der Umgang mit der durchlaufenen Statuspassage der deutschen Altenpflege*fach*kräfte in Luxemburg fokussiert. Die daraus gewonnenen Erkenntnisse bieten eine solide Basis, um die genannten Forschungsansätze weiterverfolgen zu können.

Literaturverzeichnis

Afentakis, A., Maier, T. (2010): Projektionen des Personalbedarfs und –angebots in Pfle-geberufen bis 2025. Statistisches Bundesamt, Wirtschaft und Statistik 11/2010. S. 990 – 1002.

Arbeitsgemeinschaft Finanzen (2015): Sozialversicherungsgrenze und Sozialversiche-rungsgrößen. Online im Internet: https://www.arbeitsgemeinschaft-finanzen.de/service/ sozialversicherungsgrenzen.php [Letzter Zugriff: 17.01.2016].

Becker, W., Meifort, B., Rautenberg, V., Schuster, M. (1999): Ausbildung, Weiterbildung und berufliche Entwicklung von Altenpflegekräften in Deutschland – Ergänzungs- und Wiederholungsbefragung zur Berufszufriedenheit und zu Verwertungsmög-lichkeiten beruflicher Qualifikationen in der Altenpflege. Online im Internet unter: http://www2.bibb.de/bibbtools/tools/dapro/data/documents/pdf/eb_42008.pdf [Let zter Zugriff: 17.01.2016].

Becker, W., Meifort, B. (1998): Altenpflege – Abschied vom Lebensberuf. Dokumentation der Längsschnittuntersuchung zu Berufsermüdung und Berufsverbleib von Alten-pflegekräften (Teil 2). Berlin und Bonn: Bundesinstitut für Berufsbildung.

Becker, W., Meifort, B. (1997): Altenpflege – eine Arbeit wie jede andere auch? Ein Beruf fürs Leben? Dokumentation der Längsschnittuntersuchung zu Berufsermüdung und Berufsverbleib von Altenpflegekräften (Teil 1). Berlin und Bonn: Bundesin-stitut für Berufsbildung.

Bettig, U. (2014): Aufgabendifferenzierung innerhalb der Pflegeprofession. Vortrag am 19.03.2014 anlässlich des Seminars „(Fach)kräftemangel in der Pflege – An-forderungen und Perspektiven" des Lehrstuhls für Gerontologische Pflege am Institut für Wissenschaftliche Weiterbildung an der Philosophisch-Theologischen Hochschule Vallendar am 18. und 19. März 2014.

Bickle, W. (2005): Darstellung und Analyse besonderer Belastungseffekte bei Berufs-pendlern. Dissertation an der Universität Ulm aus der Abteilung Psychosomati-sche Medizin und Psychotherapie. Online im Internet: http://vts.uni-ulm.de/docs/2006/5593/vts_5593_7349.pdf [Letzter Zugriff: 21.02.2016].

Bock, C.; Beelmann, G.; Schnitger, M. (2009): Wertschätzung (ver-)bindet. Pflegende und ihr berufliches Erleben, ihre Arbeitsbelastung und deren Auswirkung auf ihre Unternehmensbindung. In: Die Schwester Der Pfleger 07/09: S. 684 – 686.

Böhme, G. (Hrsg.) (2014): Pflegenotstand: der humane Rest. Bielefeld: Aisthesis Verlag.

Brandenburg, H., Huneke, M. (2006): Professionelle Pflege alter Menschen. Eine Einfüh-rung. Stuttgart: Kohlhammer.

Brandstetter, B. (2014): Worauf Grenzpendler achten müssen. In: Trierischer Volks-freund, Ausgabe 15./16. März 2014, S. 4.

Brause, M., Kleina, T., Cichocki, M., Horn, A. (2013): Gesundheits- und Arbeitssituation von Pflegenden in der stationären Langzeitversorgung. Ergebnisse einer empi-rischen Untersuchung. In: Pflege & Gesellschaft, 18. Jg 2013, Heft 1, S. 19 – 34.

© Springer Fachmedien Wiesbaden GmbH, ein Teil von Springer Nature 2019
B. Schuh, *Die Statuspassage deutscher Altenpflegefachkräfte in Luxemburg*,
Best of Pflege, https://doi.org/10.1007/978-3-658-24736-2

Bundesministerium für Finanzen (BMF) (2011): Besteuerung von Grenzpendlern nach Luxemburg. Online im Internet: http://www.bundesfinanzministerium.de/Content/DE/Standardartikel/ Themen/Steuern/Internationales_Steuerrecht/ Staatenbezogene_Informationen/Laender_A_Z/Luxemburg/2011-06-14-Luxemburg-Abkommen-DBA-Verstaendigungsvereinbarung-Besteuerung-Grenzpendler.pdf?__blob=publicationFile&v=11 [Letzter Zugriff: 18.03.2016].

Bundesministerium für Gesundheit (BMG) (2016): Das Zweite Pflegestärkungsgesetz. Neuer Pflegebedürftigkeitsbegriff und neues Begutachtungsverfahren. Online im Internet: http://www.bundesgesundheitsministerium.de/themen/pflege/pflegestaerkungsgesetze/pflegestaerkungsgesetz-ii.html [Letzter Zugriff: 25.10.2016].

Calculatrice (2015): Sein Gehalt in Luxemburg ausrechnen. Online im Internet: http://www.calculatrice.lu/steuerrechner [Letzter Zugriff: 17.01.2016].

Castegnaro, G. (2007): Das Arbeitsrecht in Luxemburg: Wesentliche Bestandteile des Induvidual- und Kollektivarbeitsrechts laut neuem Arbeitsgesetzbuch. Luxemburg: Bauler.

Deutscher Caritasverband (2016a): Richtlinien für Arbeitsverträge in den Einrichtungen des Deutschen Caritasverbandes (AVR). Anlage 32. Online im Internet: http://www.schiering.org/arhilfen/gesetz/avr/avr-anlage32.htm#3" [Letzter Zugriff: 08.02.2016].

Deutscher Caritasverband (2016b): Richtlinien für Arbeitsverträge in den Einrichtungen des Deutschen Caritasverbandes (AVR). Anlage 32. Online im Internet: http://www.schiering.org/arhilfen/gesetz/avr/avr-anlage32.htm#6 [Letzter Zugriff: 08.02.2016].

Deutscher Caritasverband (2016c): Richtlinien für Arbeitsverträge in den Einrichtungen des Deutschen Caritasverbandes (AVR). Allgemeiner Teil. Online im Internet: http://www.schiering.org/arhilfen/gesetz/avr/avr-at.htm#at14 [Letzter Zugriff: 12.01.2016].

Detjen, S. (2015): Gefühle als Wirtschaftsfaktor: Zwischen Arbeitsglück und Ausbeutung. Diskussionsrunde im Hörfunk, Deutschlandfunk am 23.12.2015.

Dienstgeberseite der Arbeitsrechtlichen Kommission (AK) des Deutschen Caritasverbandes e.V. (2015): Vergütung einer examinierten Fachkraft in der Altenpflege. Ausgabe für die Regionen Baden-Württemberg, Bayern, Mitte, Nord und Nordrhein-Westfalen. Online im Internet: https://caritas-dienstgeber.de/fileadmin/user_upload/Publikationen/Faktenbl%C3%A4tter/RZ_FaktenblattAltenpflege_online.pdf [Letzter Zugriff: 05.04.2016].

dip (Deutsches Institut für angewandte Pflegeforschung) (2014): Abschlussbericht zum Projekt „Regionale Fachkräftesicherung in den Pflegeberufen". Online im Internet: http://www.dip.de/fileadmin/data/pdf/projekte/Abschlussbericht-FK-Sicherung-Pflege-Korrigierte-HP-Version.pdf [Letzter Zugriff: 08.09.2016].

DGB (Deutscher Gewerkschaftsbund) (2015): DGB-Index Gute Arbeit. Der Report 2015 –
Supplementband. Online im Internet unter: http://index-gute-arbeit.dgb.de/ veroef-
fentlichungen/jahresreports/++co++8ede63c8-9990-11e5-9dfa-52540023ef1a
[Letzter Zugriff: 29.03.2016].

Dresing, T., Pehl, T. (2013): Praxisbuch Interview, Transkription & Analyse. Anleitungen
und Regelsysteme für qualitativ Forschende. 5. Auflage September 2013. Marburg: Dr. Dresing und Pehl GmbH.

Drumm, H. J. (2005): Personalwirtschaft. 5., überarbeitete und erweiterte Auflage. Berlin,
Heidelberg, New York: Springer.

EGCA (Entente des Gestionnaires des Centres d'Accueil) (2014): Convention Collective
de Travail pour les Salariés du Secteur d´aide et de Soins et du Secteur social
(CCT   SAS).   Online   im   Internet   unter:
http://www.egca.lu/files/4813/9421/4788/CCT-
SAS_Texte_de_la_convention_collective.pdf [letzter Zugriff: 15.11.2015].
Deutsche Übersetzung: Kollektivvertrag für die Privatangestellten des Pflege- und
Sozialsektors.   Online   im   Internet   unter:
http://www.mss.public.lu/formulaires/form_beratungsvorhaben/   kollektivver-
trag_privatbeamte_2003_de.pdf [Letzter Zugriff: 15.02.2016].

Eichhorn, S., Schmidt-Rettig, B. (1995): Mitarbeitermotivation im Krankenhaus. Gerlin-
gen: Bleicher.

Engelen-Kefer, U. (2013): Fachtagung der Hochschule der Bundesagentur für Arbeit
„Pflege: Kompetenz statt Defizit" - Die Sicherung von Fachkräften. Pressekonfe-
renz am 23. April 2013 in Schwerin. Online im Internet: http://www.engelen-
kefer.de/wp-content/uploads/2013/04/HdBA-
Fachtagung_Pflege_2013_Presse.pdf [Letzter Zugriff: 13.02.2016].

Europäische Kommission (2005): Richtlinie 2005/36/EG des europäischen Parlaments
über die Anerkennung von Berufsqualifikationen. Online im Internet: http://eur-
lex.europa.eu/LexUriServ/LexUriServ.do? uri=OJ:L:2005:255:0022:0142:de:PDF
[Letzter Zugriff: 05.02.2016].

Fehlen, F. (1997): Überlegungen zur Entwicklung eines supranationalen Arbeitsmarktes
in Luxemburg. In: Cahier du Centre Universitaire, Serie ISIS Nr.3. S. 41 – 56. Online im Internet: *wwwfr.uni.lu/content/download/ 7994/132533/file/Pendler.pdf
[Letzter Zugriff: 13.02.2016].*
Freund, F., Knoblauch, R., Racké, G. (1993): Praxisorientierte Personalwirtschaftslehre.
5., überarbeitete und erweiterte Auflage. Stuttgart, Berlin, Köln: Kohlhammer.

Freund, K. (2014): Strukturelle Rahmenbedingungen in der Altenpflege. Aufgaben und
Verantwortlichkeiten in Altenpflegeeinrichtungen – eine Fallstudie (Teil 1). In:
Pflegewissenschaft, 16. Jhg., 2/14, S. 88 – 100, DOI: 10.3936/1244.

Fuchs-Heinritz, W., Klimke, D., Lautmann, R., Rammstedt, O., Stähli, U., Weischer, C.,
Wienold, H. (Hrsg.) (2011): Lexikon zur Soziologie. 5., überarbeitete Auflage.
Wiesbaden: VS Verlag.

Gengler, C. (2015): Deutschland / Luxemburg – Der Vergleich. In: DeLux – Zeitung für
Luxemburg und die Region Trier, Nr. 29, Jahrgang 4, Dezember 2015.

Gerlinger, T. (2014): Pflegebedarf und Pflegepotentiale in Deutschland. In: Böhme, G. (Hrsg.) (2014): Pflegenotstand: der humane Rest. Bielefeld: Aisthesis Verlag. S. 15 – 29.

Germany Trade and Invest (GTAI) (2015): Lohn- und Nebenkosten Luxemburg. Online im Internet: http://www.gtai.de/GTAI/Content/DE/Trade/Fachdaten/ PUB/2015/10/ pub201510228002_20326_lohn--und-lohnnebenkosten---luxemburg--2015.pdf [Letzter Zugriff: 18.01.2016].

Glaser, B. G., Strauss, A. L. (1971): Status Passage. London: Lowe & Brydone.

Gonon, P.; Kraus, K. (2003): Grenzüberschreitende Kooperationschancen in der Aus- und Weiterbildung in Gesundheitsberufen in der Region Trier / Luxemburg: Projektbericht 2003. 2. überarb. Auflage, Trier: Universität Trier.

Hammermann, K. (2012): Altenpfleger verzweifelt gesucht. Warum in der Region Trier schon jetzt zu wenige Fachkräfte zu finden sind - Insider berichten aus der Heimpraxis. Online im Internet: http://www.volksfreund.de/nachrichten/region /rheinlandpfalz/rheinlandpfalz/pflege./Heute-im-Trierischen-Volksfreund-Altenpfleger-verzweifelt-gesucht;art806,3374662 [Letzter Zugriff: 22.02.2016].

Heinz, W. (2001): Vorwort des Herausgebers. In: Leiserling, L., Müller, R., Schumann, K. F. (Hrsg.) (2001): Institutionen und Lebensläufe im Wandel. Institutionelle Regulierungen von Lebensläufen. Weinheim und München: Juventa. S. 5 – 8.

Herzberg, F.; Mausner, B.; Snyderman, B. (1958): The motivation to work. 2. Auflage, New York – London – Sydney: Wiley & Sons, Inc.

Herzberg, F. (1966): Work and the nature of man. New York: Crowell Company.

Herzberg, F. (2003): Was Mitarbeiter in Schwung bringt. In: Harvard Business Manager 4/2003: 50 – 62.

Hoerning, E. (1978): „Zweiter Bildungsweg – eine Statuspassage?" In: Kohli, M. (Hrsg.) (1978): Soziologie des Lebenslaufs. Neuwied: Luchterhand. S. 251 – 266.

Huggenberger, M. (2014): Optimierungspotentiale der Personalbindung von Fachkräften in Krankenhäusern. Analyse und Evaluation von Personalbindungsstrategien anhand exemplarischer Berufsgruppen. Heidelberg: Medhochzwei.

Huggenberger, M., Goldschmidt, A., Born, K. (2012): Arbeitssituation und Präferenzen in deutschen Krankenhäusern. In: Die Schwester Der Pfleger, 09/2012, S. 914 – 920.

IAB (Institut für Arbeitsmarkt- und Berufsforschung) und der Beauftragte der Bundesregierung für die Belange der Patientinnen und Patienten sowie Bevollmächtigter für Pflege (2015): Viel Varianz. Was man in den Pflegeberufen verdient. Online im Internet: http://bmg.bund.de/ fileadmin/dateien/Publikationen/Pflege/Sonstiges/Studie_zu_den_Entgelten_der_Pfl egeberufe.pdf [Letzter Zugriff am 17.01.2016].

IGEUS (Institut für europäische Gesundheits- und Sozialwirtschaft GmbH) und RWI (Rheinisch-Westfälisches Institut für Wirtschaftsforschung e.V.) (2015): Öko- nomische Herausforderungen der Altenpflegewirtschaft Endbericht. Studie im Auftrag des Bundesministeriums für Wirtschaft und Energie. Online im Internet: http://www.rwi-essen.de/media/content/pages/publikationen/rwi-projektberichte/rwi-pb_altenpflegewirtschaft_endbericht.pdf [Letzter Zugriff: 03.07.2016].

INQA Pflege (Initiative Neue Qualität der Arbeit) (2010): Zeitdruck in der Pflege reduzie- ren. Online im Internet: https://www.inqa.de/SharedDocs/PDFs/ DE/Publikationen/pflege-hh1-zeitdruck.pdf?__blob=publicationFile [Letzter Zu- griff: 29.01.2016].

Interregionale Arbeitsmarktbeobachtungsstelle (2014): Die Arbeitsmarktsituation der Großregion. Online im Internet: http://www.granderegion.net/de/ documents- officiels/Annexes-a-la-declaration-commune/ 141118_Situation_Arbeitsmarkt_DE.pdf [Letzter Zugriff: 02.02.2016].

Jacobs, K., Kuhlmey, A., Greß, S., Schwinger, A. (2015): Pflege-Report 2015. Schwer- punkt: Pflege zwischen Heim und Häuslichkeit. Stuttgart: Schattauer.

Kahnt, A., Domogalla, C., Jonas, E., Frey, D., Poech, A. (2004): Geld als Motivator: Die Rolle des finanziellen Status in der Einstellung zu Geld. In: Wirtschaftspsycho- logie, Heft 2/2004, S. 3 – 11.

Kersten, M. (2016): Psychische Belastung im Pflegeberuf. Vortrag anlässlich des Deut- schen Pflegetags vom 10. – 12.03.2016 in Berlin.

Knoblauch, R. (2004): Motivation und Honorierung der Mitarbeiter als Personalbindungs- instrumente. In: Bröckermann, R., Pepels, W. (Hrsg.): Personalbindung. Wett- bewerbsvorteile durch strategisches Human Resource Management. Berlin: ESV. S. 101 – 130.

Kopp, J., Schäfers, B. (Hrsg.) (2010): Grundbegriffe der Soziologie. 10. Auflage. Wiesba- den: VS Verlag.

Kristen, J. (27.01.2015): Laumann verurteilt Lohnschere innerhalb der Pflegeberufe. Sta- tion24.de. Online im Internet: https://www.station24.de/ web/guest/management-aktuell/-/content/detail/ 10102328 [Letzter Zugriff: 16.09.2015].

Kruse, J. (2015): Qualitative Interviewforschung. Ein integrativer Ansatz. Weinheim und Basel: Beltz.

Lamnek, S. (2010): Qualitative Sozialforschung. 4., vollständig überarbeitete Auflage. Weinheim: Beltz.

Lampert, B. (2011): Detached Concern. Eine emotionsregulierende Bewältigungsstrate- gie in der Altenpflege. Lengerich: Pabst.

Lauxen, O., Larsen, C., Netzwerk der IBA (2015): Der Pflegearbeitsmarkt in der Großregion – Berufe, Mobilität und Fachkräftesicherung. Frankfurt: IWAK.

Le Governement du Grand-Duché de Luxembourg (2014): Zusammenfassung der erhobenen direkten Steuern. Online im Internet: http://www.impotsdirects.public.lu/legislation/memento/ Memento14_DE.pdf [Letzter Zugriff: 19.02.2016].

Lersch, P. (1964): Der Aufbau der Person. München: Barth.

Mayer, H. (2011): Pflegeforschung anwenden. Elemente und Basiswissen für Studium und Weiterbildung. 3., aktualisierte und überarbeitete Auflage. Wien: Facultas.

Mayring, P. (2015): Qualitative Inhaltsanalyse. Grundlagen und Techniken. 12., überarbeitete Auflage. Weinheim und Basel: Beltz.

MBFJ (Ministerium für Bildung, Frauen und Jugend) des Landes Rheinland-Pfalz (2005): Lehrplan und Rahmenplan für die Fachschule Altenpflege. Fachrichtung Altenpflegehilfe. Online im Internet: http://berufsbildendeschule.bildung-rp.de/fileadmin/user_upload/ bbs/berufsbildendeschule.bildung-rp.de/Lehrplaene/Dokumente/ lehrplan_bbs_2005/fs/FS_Altenpflege_FR_Altenpflegehilfe.pdf [Letzter Zugriff: 31.01.2016].

Meussling-Sentpali, A. (2014): „Ich rede darüber – anders geht es nicht." Arbeitsbelastung, Ressourcen und Bewältigungsstrategien von beruflich Pflegenden in Thüringer Pflegediensten. Hungen: hpsmedia.

MFI (Ministère de la Famille et de l'Intégration) (2012): Praktischer Ratgeber für Senioren. Online im Internet: http://www.sante.public.lu/publications/ sante-fil-vie/senior/guide-pratique-seniors/guide-pratique-seniors-de.pdf [Letzter Zugriff: 15.03.2016].

MFI (Ministère de la Famille et de l'Intégration) (2015): Releve des Services pour Personnes agees au Luxembourg. Online im Internet: http://www.luxsenior.lu/pdf/adresses.pdf [Letzter Zugriff: 04.04.2016].

MFIE des Saarlandes (Ministerium für Inneres und Europaangelegenheiten des Saarlandes) (2011): Faltblatt „Saarland und Großregion". Online im Internet: http://www.saarland.de/dokumente/thema_SaarLorLux/Flyer_ Grossregion_2011_06.pdf [Letzter Zugriff: 13.02.2016].

Ministère de la Sainte (2015): Antrag für die Ausübung eines Gesundheitsberufs. Online im Internet: http://www.sante.public.lu/fr/formulaires/professions/ autorisation-exercer-profession-sante/demande-autorisation-exercer-prof-sante-201509-de.pdf [Letzter Zugriff: 10.02.2016].

Ministère de la Sainte (2016a): Professions de santé réglementée: Aide soignant. Online im Internet: http://www.sante.public.lu/fr/professions/professions-sante-reglementees/aide-soignant/index.html [Letzter Zugriff: 10.02.2016].

Ministére de la Sainte (2016b): Auskunft per E-Mail am 17.02.2016 von lin-
da.scholtes@ms.etat.lu.

Ministére de la Sainte (2016c): Professions de santé réglementée: Infirmier. Online im
Internet: http://www.sante.public.lu/fr/professions/professions-sante-
reglementees/ infirmier/index.html [Letzter Zugriff: 20.02.2016].

Myers, D. (2005): Psychologie. 7. Auflage, Heidelberg: Springer.

Nerdinger, F. (1995): Motivation und Handeln in Organisationen: Eine Einführung. Stuttgart – Berlin – Köln: Kohlhammer.

Neuberger, O. (1974): Theorien der Arbeitszufriedenheit. Stuttgart – Berlin – Köln –
Mainz: Kohlhammer.

Neubert, R., de Mos, K. (2015): Pflegenotstand in der Region: Wenig Personal und nicht
belegte Betten. Fachkräftemangel führt nach Polizeiangaben zu immer mehr
vermissten   Demenzkranken.   Online   im   Internet:
http://www.volksfreund.de/nachrichten/region/rheinlandpfalz/   rheinland-
pfalz/Heute-im-Trierischen-Volksfreund-Pflegenotstand-in-der-Region-Wenig-
Personal-und-nicht-belegte-Betten; art806,4362139 [Letzter Zugriff: 22.02.2016].

Neumann, E. (1999): Arbeitsbelastungen in der Altenpflege und ihre Folgen: Entwick-
lungs- und Forschungsbedarf. In: Zimber, A., Weyerer, S. (Hrsg.) (1999): Arbeitsbelastung in der Altenpflege. Göttingen, Bern, Toronto, Seattle: Hogrefe. S. 287 –
304.

Nicolai, C. (2009): Personalmanagement. 2., neubearbeitete Auflage. Stuttgart: Lucius &
Lucius.

Nusko, G. (1986): Coping. Bewältigungsstrategien des Ich im Zusammenhang von Kon-
text-, Person- und Situationsmerkmalen. Frankfurt am Main: Verlag Peter Lang.

Offe, H., Stadler, M. (Hrsg.) (1980): Arbeitsmotivation. Entwicklung der Motivation zu
produktiver Tätigkeit. Darmstadt: Steinkopff Verlag.

Olfert, K. (Hrsg.) (2012): Personalwirtschaft. Kompendium der praktischen Betriebswirt-
schaftslehre. 15., verbesserte und erweiterte Auflage. Herne: NWB.

Pro Seniore (2015a): Pflegeassistenz/Pflegekraft: Wichtige Basisarbeit. Online im Internet: http://karriere.pro-seniore.de/helfer/ pflegeassistenzpflegekraft.html [Letzter
Zugriff: 31.01.2016].

Pro Seniore (2015b): Pflegefachkräfte: Rückgrat unseres Unternehmens. Online im Internet: http://karriere.pro-seniore.de/fachkraefte/pflege.html   [Letzter   Zugriff:
31.01.2016].

Rapp, H. (2003): Die Auswirkungen des täglichen Berufspendelns auf den psychischen
und körperlichen Gesundheitszustand. Dissertation an der Universität Ulm aus
der Abteilung Psychosomatische Medizin und Psychotherapie. Online im Internet:
http://vts.uni-ulm.de/doc.asp?id=4904 [Letzter Zugriff am 21.02.2016].

Rathaus Zeitung Trier (o.V.) (2013): Pflegefachkräfte schon jetzt dringend gesucht. Ausgabe vom 25. Juni 2013, S. 9.

Rheinberg, F. (2002): Motivation. 4., überarbeitete und erweiterte Auflage. Stuttgart:
Kohlhammer.

Ridder, H.-G. (2013): Personalwirtschaftslehre. 4., aktualisierte und überarbeitete Auflage. Stuttgart: Kohlhammer.

Saarländische Pflegegesellschaft e.V. (2015). Online im Internet unter: http://www.pflegeheime-saar.de/list.php [Letzter Zugriff am 30.01.2016].

Sackmann, R., Wingens, M. (Hrsg.) (2001): Strukturen des Lebenslaufs. Übergang – Sequenz – Verlauf. Weinheim und München: Juventa.

SBFI (Staatssekretariat für Bildung, Forschung und Innovation) (2014): Anerkennung ausländischer Diplome: Deutsche Altenpflegerinnen und Altenpfleger. Online im Internet: http://www.sbfi.admin.ch/diploma/01800/ 02091/index.html?lang=de [Letzter Zugriff: 20.02.2016].

Schiering, W. (2015): Richtlinien für Arbeitsverträge in den Einrichtungen des Deutschen Caritasverbandes (AVR). Anlage 32, Anlage B, Region Mitte. Online im Internet: http://www.schiering.org/arhilfen/gesetz/avr/avr-anlage32.htm#anhangb [Letzter Zugriff: 18.11.2015].

Schmitt, H. (2011): Mit dem Bus in die Bankenstadt. In: Trierischer Volksfreund (23./24.07.2011: 7).

Schneider, F.; Meil, G. (Hrsg.) (2008): Mobile Living Across Europe I. Relevance and Diversity of Job-Related Spatial Mobility in six European Countries. Opladen & Farmington Hills: Budrich.

Schnell, M. W., Heinritz, C. (2006): Forschungsethik. Ein Grundlagen- und Arbeitsbuch für die Gesundheits- und Pflegewissenschaft. Bern: Huber.

Schwadorf, S. (2014): Werbung für Jobs mit Zukunft. Angesichts von akutem Fachkräftemangel macht Pflegenetzwerk mit der dritten Stellenbörse in Saarburg mobil. In: Trierischer Volksfreund vom 10. Januar 2014, S. 14.

Service Central de Legislation (2010): Amtsblatt des Großherzogtums Luxemburg Nr. 247. Online im Internet: http://www.diegrenzgaenger.lu/ images/divers/pdf/Steuergesetz_Lux_2011.pdf [Letzter Zugriff: 19.02.2016].

Sobe, N. (2012): Wege zur Mitarbeitermotivation. Extrinsische versus intrinsische Motivationsinstrumente. Marburg: Tectum.

Sodexo (2016): Krankenpflegehelfer / Altenpfleger (m/w) – Ständige Ausschreibung. Online im Internet: http://www.sodexoseniors.lu/uploads/ jobs/files/aide-soignant-de.pdf [Letzter Zugriff: 14.06.2016].

Staatssekretariat für Bildung, Forschung und Innovation (SBFI) (2013): Verfahren zur Anerkennung (Gleichwertigkeit) der Abschlüsse von deutschen Altenpflegerinnen/Altenpfleger. Online im Internet: http://www.curaviva.ch/files/ AL603US/Brief-SBFI_Anerkennung-der-Abschluesse-AltenpflegerInnen_ 27.09.2013.pdf [Letzter Zugriff: 10.10.2016].

Statec Luxemburg (2015): Dossier indice des prix à la consommation et inflation. Online im Internet: http://www.statistiques.public.lu/fr/economie-finances/prix-consommation /ipcinflation/index.html --> Indice des prix à la consommation national (IPCN) [Letzter Zugriff: 25.01.2016].

Statec Luxemburg (2015b): Migration und Alterung in Luxemburg. Präsentation im Rahmen des Workshops „Grenzüberschreitende Pflege Deutschland – Luxemburg" am 25.09.2015 an der Universität Trier.

Statistisches Bundesamt (2015): Pflegeeinrichtungen. Online im Internet: https://www.destatis.de/DE/ZahlenFakten/GesellschaftStaat/Gesundheit/Pflege/T abellen/PflegeeinrichtungenDeutschland.html [Letzter Zugriff: 25.01.2016].

Statistisches Landesamt Rheinland-Pfalz (2010): Pflegeeinrichtungen und Pflegegeldempfänger. Ergebnisse der Pflegestatistik. Online im Internet: http://www.statistik.rlp.de/fileadmin/dokumente/berichte/K2013_200901_2j_K.pdf [Letzter Zugriff: 30.01.2016].

Statistisches Landesamt Rheinland-Pfalz (2015): Pflegeeinrichtungen und Pflegegeldempfänger/-innen am 15. Bzw. 31. Dezember 2013. Online im Internet: https://www.statistik.rlp.de/fileadmin/dokumente/berichte/ K2013_201301_2j_K.pdf [Letzter Zugriff am 30.06.2016].

Stutzer, A., Frey, B. (2004): Stress that doesn't pay: the commuting Paradox. IZA Discussion Paper No. 1278, August 2004, Forschungsinstitut zur Zukunft der Arbeit.

Thomae, H. (1996): Das Individuum und seine Welt. 3., erweiterte und verbesserte Auflage. Göttingen, Bern, Toronto, Seattle: Hogrefe.

Thomae, H. (1998): Psychologische Biographik. Theoretische und methodische Grundlagen. In: Jüttemann, G., Thomae, H. (Hrsg.) (1999): Biographische Methoden in den Humanwissenschaften. Weinheim und Basel: Psychologie Verlags Union. S. 75 – 97.

Thormeyer, H. (2014): Pflegebranche sucht Quereinsteiger. Dritte Börse des Netzwerks im Berufsbildungszentrum Saarburg-Beurig – Bedarf an Personal. In: Trierischer Volksfreund vom 8./9. Februar 2014, S. 14.

Twenhöfel, R. (2011): Die Altenpflege in Deutschland am Scheideweg. Medizinalisierung oder Neuordnung der Pflegeberufe? Baden-Baden: Nomos.

Von Rosenstiel, L. (2001): Motivation im Betrieb. Mit Fallstudien aus der Praxis. 10., überarbeitete und erweiterte Auflage. Leonberg: Rosenberger Fachverlag.

Weidert, S. (2014): Pflegenotstand oder wie Pflegende die Not am eigenen Leibe spüren. In: Böhme, G. (Hrsg.) (2014): Pflegenotstand: der humane Rest. Bielefeld: Aisthesis Verlag. S. 99 – 114.

Weinert, A. (2004): Organisations- und Personalpsychologie. 5., vollständig überarbeitete Auflage, Weinheim – Basel: Psychologie Verlags Union.

Wettreck, R. (2001): „Am Bett ist alles anders" – Perspektiven professioneller Pflegeethik. Münster: LIT.

Wille, C. (2012): Grenzgänger und Räume der Grenze. Raumkonstruktion in der Großregion SaarLorLux. Luxemburg: Peter Lang.

Wille C. (2016): Grenzüberschreitender Arbeitsmarkt in der Großregion SaarLorLux. Politische Visionen und empirische Wirklichkeit. In: Lorig, W., Regolot, S., Henn, S. (Hrsg.) (2016): Die Großregion SaarLorLux. Anspruch, Wirklichkeiten, Perspektiven. Wiesbaden: Springer. S. 115 – 143.

Wirtz, M. A. (Hrsg.) (2013): Dorsch Lexikon der Psychologie. 16. Auflage. Bern: Huber.

Witzel, A. (1982): Verfahren der qualitativen Sozialforschung. Frankfurt, New York: Campus Verlag.

Witzel, A. (1985): Das problemzentrierte Interview. In: Jüttemann, G. (Hrsg.): Qualitative Forschung in der Psychologie. Grundfragen, Verfahrensweisen, Anwendungsfelder. Weinheim: Beltz. S. 227 – 255.

Witzel, A. (2000): Das problemzentrierte Interview. Forum Qualitative Sozialforschung / Forum Qualitative Social Research, 1(1), Art. 22. Online im Internet: http://www.qualitative-research.net/index.php/ fqs/article/view/1132/2520 [Letzter Zugriff: 11.02.2016].

Witzel, A., Reiter, H. (2012): The Problem-Centred Interview. London: SAGE.

Wolters Kluwer Deutschland GmbH (2015): Lohnsteuertabelle 2015. Online im Internet: http://www.steuertipps.de/beruf-job/einnahmen-lohn-gehalt/lohnsteuertabelle [Letzter Zugriff: 04.02.2016].

Zitha Senior (2015): Mitarbeiter-Qualifikationen. Online im Internet: http://www.zithasenior.lu/jobs-karriere/mitarbeiter-qualifikationen-der-pflege-und-betreuung [Letzter Zugriff: 15.03.2016].

Anlagen

Anlage 1: Vergleich der Bruttogrundgehälter (= ohne Zuschläge) zwischen Aide-Soignant und Infirmier

Index:	775,17
Punktwert:	2,30095
€ pro Pkt.:	17,836

Tarifklasse PS 5 (Aide-Soignant)	Tarifklasse PS 4 (Infirmier)	Dienst-alter	Bruttogrundge-halt Aide-Soignant	Bruttogrundgehalt Infirmier	Brutto-Mehrverdienst Infirmier vs. Aide-Soignant Brutto in %	Brutto-Mehrverdienst Infirmier vs. Aide-Soignant absolut
155	196	0	2.764,62 €	3.495,91 €	26,5%	731,29 €
160	203	1	2.853,80 €	3.620,76 €	26,9%	766,96 €
165	210	2	2.942,99 €	3.745,62 €	27,3%	802,63 €
171	217	3	3.050,00 €	3.870,47 €	26,9%	820,47 €
176	224	4	3.139,18 €	3.995,33 €	27,3%	856,14 €
181	230	5	3.228,37 €	4.102,34 €	27,1%	873,98 €
186	237	6	3.317,55 €	4.227,20 €	27,4%	909,65 €
192	244	7	3.424,56 €	4.352,05 €	27,1%	927,49 €
197	251	8	3.513,75 €	4.476,90 €	27,4%	963,16 €
202	258	9	3.602,93 €	4.601,76 €	27,7%	998,83 €
207	265	10	3.692,11 €	4.726,61 €	28,0%	1.034,50 €
213	272	11	3.799,13 €	4.851,47 €	27,7%	1.052,34 €
218	279	12	3.888,31 €	4.976,32 €	28,0%	1.088,01 €
223	286	13	3.977,49 €	5.101,17 €	28,3%	1.123,69 €
228	292	14	4.066,67 €	5.208,19 €	28,1%	1.141,52 €
233	299	15	4.155,85 €	5.333,05 €	28,3%	1.177,19 €
239	306	16	4.262,87 €	5.457,90 €	28,0%	1.195,03 €
244	313	17	4.352,05 €	5.582,75 €	28,3%	1.230,70 €
249	320	18	4.441,23 €	5.707,61 €	28,5%	1.266,38 €
254	327	19	4.530,41 €	5.832,46 €	28,7%	1.302,05 €
260	334	20	4.637,43 €	5.957,32 €	28,5%	1.319,88 €
265	341	21	4.726,61 €	6.082,17 €	28,7%	1.355,56 €
269	348	22	4.797,96 €	6.207,02 €	29,4%	1.409,07 €
269	355	23	4.797,96 €	6.331,88 €	32,0%	1.533,92 €
269	361	24	4.797,96 €	6.438,89 €	34,2%	1.640,94 €
269	368	25	4.797,96 €	6.563,75 €	36,8%	1.765,79 €
269	371	26	4.797,96 €	6.617,26 €	37,9%	1.819,30 €

Quelle: EGCA 2014. Berechnungen mittels Gehaltsrechnern: www.Calculatrice.lu (Lux) und www.Oeffentlicher-Dienst.info (D / RLP). „Vergleichskonfiguration": Steuerklasse I, kinderlos, keine Zuschläge oder Freibeträge. Eigene Berechnungen.

© Springer Fachmedien Wiesbaden GmbH, ein Teil von Springer Nature 2019
B. Schuh, *Die Statuspassage deutscher Altenpflegefachkräfte in Luxemburg*,
Best of Pflege, https://doi.org/10.1007/978-3-658-24736-2

Anlage 2: Beispiel für eine Aide-Soignant-Stellenanzeige

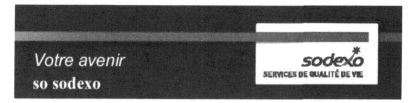

Sodexo, einer der größten Betreiber von Einrichtungen der stationären Altenhilfe in
Luxemburg, sucht :

Aide-soignant (m/w), befristet / unbefristet, Vollzeit / Teilzeit

Ihre Aufgaben :

- Sie stellen die Pflege und die Betreuung älterer Menschen sicher.
- Sie arbeiten mit im multidisziplinären Team, um eine optimale Versorgung der Bewohner sicherstellen zu können.
- Sie beteiligen sich an der Pflegedokumentation der Bewohner.

Ihr Profil :

- Sie haben ein in in Luxemburg anerkanntes Diplom als "aide soignant" sowie die Berechtigung zur Berufsausübung.
- Sie verfügen über Erfahrungen im Bereich der stationären Altenpflege.
- Sie sind kommunikativ und können zuhören.
- Sie verfügen über gute Kenntnisse in mindestens 2 der 3 in Luxemburg üblichen Sprachen (L, D, F), darunter Luxemburgisch.

Unser Angebot :

Als sozial engagiertes Unternehmen fördern wir ein ausgeglichenes Verhältnis zwischen beruflichem und
privatem Leben unserer Mitarbeiter.

Ihre Vergütung erfolgt nach den Bestimmungen des Kollektivvertrages SAS.

Wir werden Ihre Bewerbung respektvoll und vertraulich behandeln.

Bitte senden Sie Ihre vollständigen Bewerbungsunterlagen mit Lebenslauf und Zeugniskopien sowie dem Vermerk
"Sodexoseniors – AS - site internet" an :

Sodexo Luxembourg S.A. - Service Ressources Humaines
A l'attention d'Alexandre VILLIERE
39, ZA Bourmicht - L-8070 BERTRANGE
Recrutement.FMS.LU@sodexo.com

Quelle: Sodexo (2016): Krankenpflegehelfer / Altenpfleger (m/w) – Ständige Ausschreibung. Online im Internet:
http://www.sodexoseniors.lu/uploads/jobs/files/aide-soignant-de.pdf [Letzter Zugriff: 14.06.2016].

Anlage 3: Interviewleitfaden

Vorab-Infos abfragen (auf Kurzfragebogen):
* Arbeitsdauer in Deutschland vor Wechsel nach Luxemburg (in Jahren)
* Arbeitsdauer in Luxemburg zum Zeitpunkt des Interviews (in Jahren)
* Sprachkenntnisse zum aktuellen Zeitpunkt und beim Wechsel nach Luxemburg
* Alter (bzw. Altersgruppe wg. Anonymisierung) + Familienstand (+ Kinder)

Leitfaden

Warm up

Begrüßung
Sie haben bereits Vorinformationen über den Ablauf des Interviews erhalten, bestehen noch weitere Fragen bezüglich des Ablaufs?
Überleitung zum Interview: Info über Einschalten des Diktiergeräts und Beginn des Interviews ankündigen
Darauf aufmerksam machen, dass evtl. Notizen gemacht werden (möglicher Verunsicherung begegnen).

1. Pflegekarriere
   Beschreiben Sie bitte Ihren beruflichen Werdegang bis zu Ihrer heutigen Tätigkeit in Luxemburg *("Pflege-Karriere")*.

   Evtl. Nachfragen:
   Wie kam es zu den unterschiedlichen Entscheidungen in Ihrer Laufbahn?

   Wie kam es v.a. zur Entscheidung für den Wechsel nach Luxemburg? (Entscheidung, Motivation)

   Was waren die Beweggründe? (Entscheidung, Motivation)

   Was waren ausschlaggebende Aspekte? Wie verlief der Entscheidungsprozess? Welche Abwägungen haben Sie unternommen? (Motivation, hinderliche Faktoren)

   Überleitung: Nun sind Sie am Ende Ihres Abwägungsprozesses an Ihrer aktuellen Arbeitsstelle in Luxemburg angekommen. Ich möchte gerne wissen, wie Sie das Arbeiten hier erleben.

2. Aktuelle Tätigkeit
   Würden Sie bitte Ihre täglichen Pflegetätigkeiten beschreiben? (Ist-Situation)

   Wenn Sie dieses Tätigkeitsprofil mit Ihrer Arbeit in Deutschland vergleichen, zu welchem Ergebnis kommen Sie? (Erleben der Unterschiede) → evtl. zwei Tätigkeitsprofile vorlegen

   Wie erleben Sie die Zusammenarbeit mit Ihren Kollegen innerhalb der Berufsgruppe der Aides-Soignants und der Infirmier? (Umgang mit anderen Qualifikationen bzw. hierarchisch übergeordneten Berufsgruppen)

Wenn Sie Ihr derzeitiges Tätigkeitsprofil mit Ihrer Arbeit in Deutschland vergleichen, zu welchem Ergebnis kommen Sie für sich persönlich? (Erleben der Unterschiede, Coping)

Evtl. Rückbezug auf 1.: Sie arbeiten nun schon X (Vorabinfo) Jahre in Luxemburg. Haben sich Ihre (vorhin angesprochenen) Erwartungen und/oder Befürch-
tungen (z.B. Sprachproblematik) bewahrheitet?

Überleitung: Ich habe noch die ein oder andere Nachfrage zu (bereits erwähnten)
Aspekten, die mich näher interessieren.

3. Problemzentrierung: Wertschätzung – konkrete Nachfragen (falls zuvor nicht er-
    wähnt/besprochen)

In Deutschland haben Sie eine „vollwertige" Altenpflegeausbildung absolviert, mit
der Befähigung zu entsprechend verantwortungsvoller Tätigkeit. In Luxemburg
sind Sie nun offiziell als Pflegehelfer (Aide-Soignant) beschäftigt. Wie geht es
Ihnen damit?

Trotzdem verdienen Sie in Luxemburg als Pflegehelfer mehr als in Deutschland
als Altenpflegekraft. Rückblickend auf Ihren Entscheidungsprozess hinsichtlich
Ihrer Tätigkeit in Luxemburg:
Welche Rolle haben diese beiden Aspekte – Tätigkeitsprofil und Gehalt – gespielt? (Entscheidung für Wechsel)

Wenn Sie Ihre Pflege-Karriere bisher Revue passieren lassen: In welchen Phasen haben Sie sich – sei es von Bewohnern, Arbeitgebern oder Familie und
Freuden – am meisten wertgeschätzt für Ihre Arbeit gefühlt? (Wertschätzung)

4. Ausklang
    Bedanken für das Interview

Möchten Sie abschließend noch einen Punkt erwähnen, den wir bisher nicht angesprochen haben, der Ihnen persönlich aber wichtig ist / den Sie unbedingt gesagt haben möchten?

Anlage 4: Kurzfragebogen zur Einleitung des Interviews

Personenbezogene Daten der Mitwirkenden der pflegewissenschaftlichen Studie
Die Statuspassage deutscher Altenpflegefachkräfte in Luxemburg

Interview Nr. ___

Alter: ☐ < 20   ☐ 20 – 29   ☐ 30 – 39 ☐ 40-49   ☐ 50 – 59 ☐ > 60

Geschlecht: _____ Familienstand: _____ Kinder: _____

Dauer der Berufstätigkeit als Altenpfleger/in in Deutschland (ohne Ausbildungszeit): _____
Jahre

Dauer der Berufstätigkeit als Aide-Soignant in Luxemburg: _____ Jahre

Sprachkenntnisse zum Zeitpunkt...
...des Wechsels nach Luxemburg: ...zum jetzigen Zeitpunkt:
☐ Luxemburgisch   ☐ Luxemburgisch
☐ Französisch   ☐ Französisch
☐ Portugiesisch   ☐ Portugiesisch
☐ Weitere: ☐ Weitere:

Anlage 5: Stellenbeschreibungen eines Aide-Soignant und einer Altenpflegefachkraft

Stellenbeschreibung: Aide-Soignant in Luxemburg	Stellenbeschreibung: Altenpfleger/in in Deutschland
• Hilfestellung bei den Aktivitäten des täglichen Lebens (Hygiene, Mobilität, Ernährung...) • Individuelle Unterstützung und Unterstützung in der Gruppe • Beteiligung an der Umsetzung des bewohnerorientierten Betreuungskonzepts • Unterhaltung und Anleitung zu kreativer Beschäftigung • Pflegedokumentation	• Eigenständige und fachgerechte Durchführung der Grund- und Behandlungspflege der Patienten • psychosoziale Betreuung der Bewohner • Wunddokumentation • Gesprächsführung mit Bewohnern, Angehörigen und Mitarbeitern • Festlegung, Sicherstellung sowie Weiterentwicklung der Bewohnerorientierten Pflege- und Betreuungsqualität • Begleitung ärztlicher Visiten, Umsetzung ärztlicher Anordnungen sowie die selbstständige Übernahme vor- und nachbereitender Arbeiten • Maßnahmen der Qualitätssicherung • Die eigenständige Erstellung von Pflegeanamnesen und Pflegeplänen sowie die Dokumentation der Pflegemaßnahmen und deren Evaluation

Quelle: Stellenanzeige für „Altenpfleger/in" der TUJA Zeitarbeit GmbH. Online unter:
    http://stellenanzeige.monster.de/Altenpfleger-m-w-Job-Nidda-Hessen [Letzter Zugriff: 25.07.2016];
    Stellenbeschreibung Aide-Soignant: Sodexo 2016, Zitha Senior 2015.

Anlage 6: Von Transkripto.de angewandte Transkriptionsregeln

Einfaches Transkriptionssystem

1. Es wird wörtlich transkribiert, also nicht lautsprachlich oder zusammenfassend. Vorhandene Dialekte werden möglichst wortgenau ins Hochdeutsche übersetzt. Wenn keine eindeutige Übersetzung möglich ist, wird der Dialekt beibehalten, zum Beispiel: Ich gehe heuer auf das Oktoberfest.

2. Wortverschleifungen werden nicht transkribiert, sondern an das Schriftdeutsch angenähert. Beispielsweise „Er hatte noch so'n Buch genannt" wird zu „Er hatte noch so ein Buch genannt" und „hamma" wird zu „haben wir". Die Satzform wird beibehalten, auch wenn sie syntaktische Fehler beinhaltet, beispielsweise: „bin ich nach Kaufhaus gegangen".

3. Wort- und Satzabbrüche sowie Stottern werden geglättet bzw. ausgelassen, Wortdoppelungen nur erfasst, wenn sie als Stilmittel zur Betonung genutzt werden: „Das ist mir sehr, sehr wichtig.". „Ganze" Halbsätze, denen nur die Vollendung fehlt, werden jedoch erfasst und mit dem Abbruchzeichen / gekennzeichnet.

4. Interpunktion wird zu Gunsten der Lesbarkeit geglättet, das heißt bei kurzem Senken der Stimme oder uneindeutiger Betonung wird eher ein Punkt als ein Komma gesetzt. Dabei sollen Sinneinheiten beibehalten werden.

5. Pausen werden durch drei Auslassungspunkte in Klammern (...) markiert.

6. Verständnissignale des gerade nicht Sprechenden wie „mhm, aha, ja, genau, ähm" etc. werden nicht transkribiert. AUSNAHME: Eine Antwort besteht NUR aus „mhm" ohne jegliche weitere Ausführung. Dies wird als „mhm (bejahend)", oder „mhm (verneinend)" erfasst, je nach Interpretation.

7. Besonders betonte Wörter oder Äußerungen werden durch GROSSSCHREI-BUNG gekennzeichnet.

8. Jeder Sprecherbeitrag erhält eigene Absätze. Zwischen den Sprechern gibt es eine freie, leere Zeile. Auch kurze Einwürfe werden in einem separaten Absatz transkribiert. Mindestens am Ende eines Absatzes werden Zeitmarken eingefügt.

9. Emotionale nonverbale Äußerungen der befragten Person und des Interviewers, die die Aussage unterstützen oder verdeutlichen (etwa wie lachen oder seufzen), werden beim Einsatz in Klammern notiert.

10. Unverständliche Wörter werden mit (unv.) gekennzeichnet. Längere unverständliche Passagen sollen möglichst mit der Ursache versehen werden (unv., Handystörgeräusch) oder (unv., Mikrofon rauscht). Vermutet man einen Wortlaut, ist sich aber nicht sicher, wird das Wort bzw. der Satzteil mit einem Fragezeichen in Klammern gesetzt. Zum Beispiel: (Xylomethanolin?). Generell werden alle unverständlichen Stellen mit einer Zeitmarke versehen, wenn innerhalb von einer Minute keine Zeitmarke gesetzt ist.

11. Die interviewende Person wird durch ein „I:", die befragte Person durch ein „B:" gekennzeichnet. Bei mehreren Interviewpartnern (z.B. Gruppendiskussion) wird dem Kürzel „B" eine entsprechende Kennnummer oder ein Name zugeordnet (z.B. „B1:", „Peter:").

12. Das Transkript wird als Rich Text Format (.rtf-Datei) gespeichert. Benennung der Datei entsprechend des Audiodateinamens (ohne Endung wav, mp3). Beispielsweise: Interview_04022011.rtf oder Interview_schmitt.rtf

Quelle: Dresing und Pohl 2013: 20ff.

Anlage 7: Aufruf zur Teilnahme

Aufruf zur Teilnahme

Trier, im Juni 2016

Sehr geehrte Aides-Soignants mit deutschem Altenpflege-Examen,

im Rahmen meiner Masterarbeit im Fach Pflegewissenschaft an der Philosophisch- Theologischen Hochschule Vallendar beschäftige ich mich mit dem wichtigen Thema „Die Statuspassage deutscher Altenpflegekräfte in Luxemburg".

Ich möchte mit dieser Arbeit herausfinden, wie in Deutschland dreijährig examinierte Altenpflegekräfte, die in Luxemburg als Pflegehilfskräfte (Aides-Soignants) arbeiten, den Wechsel nach Luxemburg erleben und erlebt haben, auch hinsichtlich der unterschiedlichen Arbeitsrahmenbedingungen in beiden Ländern (wie zum Beispiel die Unterschiede in der Sprache, dem Gehalt oder den Tätigkeitsprofilen). Zur Beantwortung dieser spannenden Fragestellung besteht mein Vorhaben darin, in den kommenden Wochen Interviews mit Ihnen zu führen, um so Ihr Erleben und Ihre Perspektiven zu erfahren. Ich wäre sehr dankbar, wenn Sie sich bereit erklären, an einem Interview teilzunehmen. Die Interviews werden außerhalb Ihrer Einrichtung und außerhalb Ihrer Arbeitszeit geführt werden.
Zielgruppe: Personen, die folgende Eigenschaften aufweisen, möchte ich interviewen:

- Aides-Soignants mit 3-jähriger deutscher Altenpflegeausbildung

- Wohnsitz in Deutschland

- Mindestens jeweils ein halbes Jahr Berufserfahrung in Deutschland und in Luxemburg

Diejenigen, die sich bereit erklären, an einem Interview teilzunehmen, erhalten zu Beginn des Gesprächs eine ausführliche schriftliche Informationen sowie eine Einverständniserklärung. Die Interviews dienen ausschließlich wissenschaftlichen Zwecken und werden anonymisiert. Ein Rückschluss auf interviewte Personen oder Einrichtungen ist somit nicht möglich. Die Interviews werden mittels Aufzeichnungsgerät gespeichert. Nach Niederschrift der Interviews werden die Tonaufnahmen gelöscht. Ich selbst unterliege der Schweigepflicht und damit der Pflicht, Ihre Daten geheim zu halten. Dies gilt natürlich auch gegenüber Ihrem Arbeitgeber.

Die Teilnahme ist absolut freiwillig und es entstehen für Sie keinerlei Nachteile, wenn Sie nicht teilnehmen. Das Einverständnis kann jederzeit widerrufen und die bereits aufgezeichneten Daten auf Verlangen gelöscht werden.

Ich würde mich sehr freuen, wenn Sie mein Forschungsvorhaben durch Ihre Bereitschaft zu einem Interview unterstützen würden!

Mit freundlichen Grüßen

Benjamin Schuh

Benjamin Schuh, B.A., cand. MSc.

Bei Interesse kontaktieren Sie mich bitte unter folgenden
Kontaktdaten: E-Mail: ███████████████████ oder
Telefon: ███████████

Anlage 8: Anschreiben an luxemburgische Pflegeheime

Benjamin Schuh   Trier, im Juni 2016

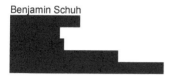

Einrichtungsname
z. Hd. PDL
Straße

PLZ und Ort
- Luxemburg -

Sehr geehrter Herr XX,

im Rahmen meiner Master-Arbeit im Fach Pflegewissenschaft an der Philosophisch-Theologischen Hochschule Vallendar beschäftige ich mich mit dem Thema „Die Statuspassage deutscher Altenpflegefachkräfte in Luxemburg". Ich möchte mit dieser Arbeit herausfinden, wie in Deutschland dreijährig examinierte Altenpflegekräfte, die in Luxemburg als Pflegehilfskräfte (Aides-Soignants) arbeiten, den Wechsel nach Luxemburg erleben und erlebt haben, auch hinsichtlich der unterschiedlichen Arbeitsrahmenbedingungen in beiden Ländern.
Zur Beantwortung dieser gerade in der Großregion Saar-Lor-Lux relevanten Fragestellung möchte ich in den kommenden Wochen qualitative Interviews durchführen. Die Zielgruppe dieser empirischen Untersuchung ist durch folgende Eigenschaften gekennzeichnet:

- Aides-Soignants mit 3-jähriger deutscher Altenpflegeausbildung
- Wohnsitz in Deutschland
- Mindestens jeweils ein halbes Jahr Berufserfahrung in Deutschland und in Luxemburg

Die Interviews werden anonymisiert, ein Rückschluss auf interviewte Personen oder Einrichtungen wird nicht möglich sein. Die Interviews werden außerhalb Ihrer Einrichtung und nicht während der Arbeitszeit geführt und mittels Aufzeichnungsgerät gespeichert. Zu dem skizzierten Vorhaben habe ich folgende Frage an Sie:

> Könnten Sie das beiliegende Anschreiben („Aufruf zur Teilnahme") bitte in den Wohnbereichen Ihrer Einrichtung aushängen?

Gerne stehe ich für Rückfragen zur Verfügung, Sie erreichen mich unter den oben angegebenen Kontaktdaten.

Vielen Dank für Ihre Unterstützung!

Mit freundlichen Grüßen

Benjamin Schuh
Gesundheits- und Krankenpfleger, B.A., cand. MSc.

Anlage 9: Informationsschreiben für die Interviewpartner

Informationsschreiben für die Mitwirkenden der pflegewissenschaftlichen Studie
Die Statuspassage deutscher Altenpflegefachkräfte in Luxemburg

Forscher: Benjamin Schuh
Philosophisch-Theologische Hochschule Vallendar
Pflegewissenschaftliche Fakultät
Pallottistraße 3
56179 Vallendar
Tel. 0261 6402-275
Fax: 0261 6402-120
E-Mail: pflege@pthv.de

Sehr geehrte Dame, sehr geehrter Herr,

vielen Dank für Ihr Interesse an diesem Forschungsvorhaben!

Was ist der Zweck dieser Forschung?

Diese Studie beschäftigt sich dem Erleben des Wechsels deutscher Altenpflegekräfte, die zuvor in Deutschland als examinierte Altenpflegekräfte gearbeitet haben und nun in Luxemburg als Pflegehilfskraft (Aide-Soignant) arbeiten. Darüber ist bisher sehr wenig bekannt und die Ergebnisse dieser Studie sollen u.a. helfen, die Situation besser zu verstehen.

Warum werden Sie um eine Teilnahme an dieser Forschung gebeten?

Sie sind in Deutschland zur Altenpflegerin/zum Altenpfleger mit 3-jährigem Examen ausgebildet worden, haben einige Zeit in Deutschland gearbeitet und sind aktuell als Aide-Soignant in einem luxemburgischen Pflegeheim tätig. Ihr beruflicher Werdegang, insbesondere Ihre Erfahrungen in Deutschland, die Entscheidung, in Luxemburg zu arbeiten sowie Ihre Erfahrungen in Luxemburg stehen dabei im Mittelpunkt. Ich möchte Sie bitten, mir davon zu erzählen. Ihr Erleben und Ihre Erfahrungen sind für diese Forschung von großer Bedeutung.

Wie sieht eine Teilnahme an der Studie aus?

Damit Sie mir von Ihrem Erleben und Ihren Erfahrungen erzählen können, würde ich gerne ein persönliches Interview mit Ihnen führen. Dazu würde ich Sie gerne in einer Lokalität nahe Ihres Wohnorts, z.B. in einem Café oder in der Bibliothek, auf jeden Fall jedoch außerhalb Ihres Arbeitsortes treffen. Die Dauer des Interviews richtet sich nach Ihren Bedürfnissen, es ist keine Mindest- bzw. Maximaldauer vorgesehen. Normalerweise dauert es zwischen 30 und 45 Minuten. Das Interview wird, wenn Sie damit einverstanden sind, auf einem Tonband aufgezeichnet. Nach Abschluss des Interviews wird die Tonaufzeichnung abgetippt und das Tonband sicher aufbewahrt und in digitaler Form verschlüsselt abgespeichert. Das Interview wird so anonymisiert, dass niemand Rückschlüsse auf Ihre Person ziehen kann.

Wie sehen Ihre Rechte in dieser Forschung aus?

Ihre Teilnahme an dieser Studie ist freiwillig. Sie können jederzeit, auch nach Beginn des Interviews, unterbrechen, abbrechen oder keine Antwort geben, ohne Gründe dafür nennen zu müssen. Es besteht auch die Möglichkeit, das Tonband während des Interviews abzuschalten. Alle Informationen, die Sie mir geben, werden vertraulich behandelt. Die Dokumente und Tonbänder werden an einem sicheren Ort verwahrt und verschlüsselt gespeichert.

Was geschieht mit Ihren Informationen?

Ihr Interview wird zusammen mit anderen Interviews wissenschaftlich ausgewertet. Die Untersuchung und Auswertung wird von Herrn Professor Dr. Hermann Brandenburg und Herrn Professor Manfred Hülsken-Giesler der Philosophisch-Theologischen Hochschule Vallendar betreut. Die Ergebnisse der Auswertung werden zusammengefasst, ausgewertet, mit Kolleginnen und Kollegen der Philosophisch-Theologischen Hochschule besprochen und in der Masterthesis veröffentlicht. Dies ist Teil meiner Qualifikationsarbeit zur Erlangung des akademischen Grades Master of Science in Nursing (MScN). Der Zusammenfassung und Auswertung der Ergebnisse ist nicht zu entnehmen, welche Aussagen von Ihnen oder von anderen Mitwirkenden dieser Studie getroffen wurden. Zur weiteren Veröffentlichung der Studienergebnisse können Artikel in wissenschaftlichen Zeitschriften erscheinen. Die Ergebnisse werden ausschließlich für wissenschaftliche Zwecke verwendet. Es wird strengstens auf Ihre Anonymität und die aller Mitwirkenden geachtet. Insbesondere werde ich Ihrem Arbeitgeber nicht mitteilen, welche Personen an dieser Studie teilnehmen und teilgenommen haben.

_____   _____
Ort, Datum   Unterschrift des Forschers

Wenn Sie an dieser Studie teilnehmen möchten oder weitere Fragen haben, können Sie mich gerne kontaktieren:

Benjamin Schuh
E-Mail: ▉▉▉▉▉▉▉▉▉▉▉
Telefon: ▉▉▉▉▉▉▉▉

Anlage 10: Einverständniserklärung der Interviewpartner

Einverständniserklärung für die Mitwirkenden der pflegewissenschaftlichen Studie
Die Statuspassage deutscher Altenpflegefachkräfte in Luxemburg

Forscher: Benjamin Schuh
Philosophisch-Theologische Hochschule Vallendar
Pflegewissenschaftliche Fakultät
Pallottistraße 3
56179 Vallendar
Tel. 0261 6402-275
Fax: 0261 6402-120
E-Mail: pflege@pthv.de

Ich wurde von der verantwortlichen Person für die Studie *Die Statuspassage deutscher Altenpflegefachkräfte in Luxemburg* vollständig über Wesen, Bedeutung und Tragweite der Studie aufgeklärt. Ich habe das Informationsmaterial gelesen und verstanden. Ich hatte die Möglichkeit, Fragen zu stellen, habe die Antworten verstanden und akzeptiere sie. Ich bin über den möglichen Nutzen der Studie informiert.

Ich hatte ausreichend Zeit, mich zur Teilnahme an dieser Studie zu entscheiden und weiß, dass die Teilnahme daran freiwillig ist. Ich weiß, dass ich jederzeit und ohne Anga-be von Gründen diese Zustimmung widerrufen kann, ohne dass sich dieser Entschluss nachteilig auf mich auswirken wird.

Mir ist bekannt, dass meine Daten anonym gespeichert und ausschließlich für wissen-schaftliche Zwecke verwendet werden. Aus meiner Beteiligung an der Untersuchung entstehen mir weder Kosten noch werde ich dafür finanziell entschädigt.

Ich habe eine Kopie des schriftlichen Informationsmaterials und der Einwilligungserklä-rung erhalten. Ich erkläre hiermit meine freiwillige Teilnahme an dieser Studie.

---------------------------   --
Ort, Datum   Unterschrift des/der Mitwirkenden an der Studie

---------------------------   --
Ort, Datum   Unterschrift der verantwortlichen Person für die Studie

Printed in the United States
By Bookmasters